QUALIDADE DE VIDA
E ONCOLOGIA

FRANCISCO LUÍS PIMENTEL

QUALIDADE DE VIDA
E ONCOLOGIA

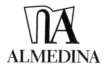

QUALIDADE DE VIDA E ONCOLOGIA

AUTOR
FRANCISCO LUÍS PIMENTEL

EDITOR
EDIÇÕES ALMEDINA, SA
Rua da Estrela, n.º 6
3000-161 Coimbra
Tel.: 239 851 904
Fax: 239 851 901
www.almedina.net
editora@almedina.net

PRÉ-IMPRESSÃO • IMPRESSÃO • ACABAMENTO
G.C. – GRÁFICA DE COIMBRA, LDA.
Palheira – Assafarge
3001-453 Coimbra
producao@graficadecoimbra.pt

Março, 2006

DEPÓSITO LEGAL
241078/06

Os dados e as opiniões inseridos na presente publicação
são da exclusiva responsabilidade do(s) seu(s) autor(es).

Toda a reprodução desta obra, por fotocópia ou outro qualquer processo,
sem prévia autorização escrita do Editor,
é ilícita e passível de procedimento judicial contra o infractor.

À Maria José
Ao Gonçalo
Ao Miguel

"Variable are the basic tools of science. We use variables to focus, gather and organize experience so that objective comparisons and useful predictions can be made. Because we are born into a world full of well-established variables it can seem that they have always existed as part of an external reality which our ancestors have somehow discovered. The idea of science as the discovery is popular. But science is more then discovery. It is also an expanding and ever-changing network of practical inventions. Progress in science depends on the creation of new variables constructed out of imaginative selections and organizations of experience"

BENJAMIN D. WRIGHT (1982)

1. INTRODUÇÃO

Durante o século XX assistiu-se nos países desenvolvidos a uma alteração no padrão das doenças. Os principais problemas de saúde já não são a patologia aguda e as doenças infecciosas, mas sim as doenças crónicas, que persistem, recidivam e requerem terapêuticas por longos períodos. Com os avanços científicos as doenças oncológicas não foram excepção. Para algumas neoplasias foi possível obter a cura, sendo para outras possível prolongar a vida muito para além do que seria de esperar pela história natural da doença. Para muitos doentes o cancro deixou de ser uma doença rapidamente fatal, tornando-se numa doença crónica que dura meses ou anos, com tratamentos complexos e muitas vezes tóxicos.

Nos países industrializados o cancro é a segunda causa de morte logo após as doenças cardiovasculares[1-3]. Em todas as sociedades assistimos a um aumento da incidência e da mortalidade por cancro. Este aumento deve-se, pelo menos em parte, a uma mudança do estilo de vida, ao envelhecimento da população ou aumento da sobrevivência (esperança de vida) e a melhores técnicas de diagnóstico. Há evidências epidemiológicas conclusivas que denotam a associação do cancro com factores externos incluindo: idade avançada, tabagismo, hábitos alimentares, sedentarismo, higiene pessoal, actividade sexual, entre outros[3].

Nos 25 estados membro da União Europeia (UE) ocorreram em 2000 um milhão e 122 mil mortes por cancro, sendo esperado para 2015 um milhão e 405 mil novos diagnósticos e em 2020 cerca de 20 milhões novos diagnósticos de cancro nos países industrializados. Os cancros mais frequentes são os do pulmão, colorectal e mama (figura 1.1).

Em Portugal a patologia oncológica representa uma causa importante de morbilidade e mortalidade, diagnosticando-se anualmente entre 40 a 45 mil novos casos de cancro, com um ligeiro predomínio no

FIGURA 1.1
Incidência de cancro nos países da União Europeia em 2000[3]

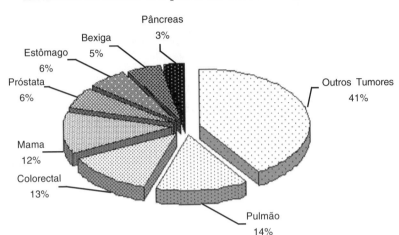

sexo masculino. Esta incidência (mais de 400 novos casos por 100 000 habitantes por ano) é semelhante à observada nos restantes países da UE e tem vindo a aumentar moderadamente nas últimas décadas. Em 2001 verificou-se, em Portugal, uma taxa de mortalidade global de 1025 por cada 100 000 habitantes, sendo de 395,6 por 100 000 a mortalidade devido a patologia cardiovascular. O cancro foi a segunda causa de morte (213, 2 por 100 000 habitantes)[3]. Em Portugal o cancro mais frequente é o da mama, com uma taxa de incidência padronizada para a idade de 70,4 pessoas por cada 100.000 habitantes. A este seguem-se o cancro colorectal, com uma taxa de 53,7 para os homens e de 32,9 para as mulheres; o cancro do pulmão com 47,7 para homens e 7,8 para mulheres; o cancro do estômago com 44,3 para os homens e 21 para as mulheres; e o cancro da próstata com 39,7. De acordo com as estatísticas, os homens têm maior taxa de incidência de cancro do que as mulheres [5].

Pode afirmar-se que em Portugal, tal como nos restantes países da UE, o risco de um indivíduo vir a desenvolver um cancro durante a vida é cerca de 50%, e de este ser a causa de morte é de 25%[3].

Ao contrário do que sucede nos restantes países da UE (à excepção de Espanha), em que a mortalidade por cancro, apesar do aumento da incidência, tem vindo a diminuir desde o início da década de 90, a mortalidade por cancro continua a aumentar mais de 6% por ano em Portugal, o que nos torna o país da UE em pior situação neste aspecto[3, 4].

Introdução

A situação em Portugal é uma "excepção preocupante"[4], e o facto de a mortalidade por cancro continuar a aumentar, pode revelar que "ainda não se conhece toda a expansão da epidemia do tabaco", uma vez que o cancro do pulmão aparece como uma das principais causas de morte prematura neste país[3], tendo aumentado em cerca de 34% nos homens, enquanto que na UE diminuiu 15%[4].

A doença oncológica é um grave problema de saúde pública, com custos pesadíssimos, não só económicos, mas também sociais. A nível individual não existe nenhuma dimensão da vivência que não seja afectada. O cancro muda a forma como os indivíduos percepcionam o ambiente que os rodeia e as experiências associadas a ele resultam num desequilíbrio espiritual[6]. Esta doença está associada a perdas e o seu diagnóstico e tratamento têm consequências psicológicas com importantes repercussões na QdV[6].

Na luta contra o cancro, a principal arma é a investigação. De uma forma simples podemos dizer que a investigação em Oncologia se pode dividir em dois grandes grupos: a investigação básica e a investigação clínica[7].

A investigação básica, que vai ter essencialmente repercussão nas próximas gerações, sendo um exemplo dela o franco desenvolvimento da biologia molecular e a sua lenta aplicação na prática clínica.

A investigação clínica, que visa obter benefício para as actuais gerações de doentes, utiliza os conhecimentos básicos e recursos actualmente existentes. Esta investigação é feita segundo o estado da arte dos conhecimentos nas diversas vertentes da prática médica: diagnóstico precoce, diagnóstico clínico, terapêutica e seguimento dos doentes oncológicos. Nesta vertente de investigação vão sendo integrados os conhecimentos obtidos na investigação básica, sendo aferida a sua aplicabilidade. A investigação sobre qualidade de vida (QdV) enquadra--se no contexto da investigação clínica.

O acentuado desenvolvimento de novas capacidades terapêuticas (cirurgia, radioterapia, quimioterapia e terapêutica biológica), permitiu um aumento considerável da sobrevivência do doente oncológico mas, muitas vezes, este ganho é conseguido à custa de graves efeitos adversos.

O sucesso da terapêutica oncológica é habitualmente descrito em termos de tempo livre de doença, sobrevivência, complicações e toxicidade. Usando apenas estes parâmetros não se tem em conta toda a complexidade da doença oncológica. A percepção que o doente tem de todos os eventos ligados à sua doença, é mais globalizante: eles assumem um papel central da sua vivência. O choque do diagnóstico, a dor e o stress das terapêuticas, as restrições ao seu desempenho físico e intelectual, as limitações nas actividades diárias, a estigmatização social, o lidar com situações que põem em risco a vida ou que vão diminuir a sua esperança de vida, todos estes parâmetros têm que ser tidos em consideração[8, 9] no processo de management do doente. Desta forma é necessário que para além da avaliação clássica seja efectuada a avaliação da QdV, sendo esta um objectivo fundamental a atingir sempre que se estabelece uma estratégia terapêutica para um doente oncológico. Corroborando este ponto de vista, constata-se um número cada vez maior de estudos dirigidos, não só a avaliar o aumento do tempo de sobrevivência, mas também a tentar obter menos efeitos iatrogénicos, mantendo a mesma eficácia biológica em relação à neoplasia. Exemplos paradigmáticos são as técnicas cirúrgicas cada vez mais conservadoras e o desenvolvimento de fármacos destinados a minimizar os efeitos adversos da radioterapia e da quimioterapia.

Para os indivíduos saudáveis a noção de QdV refere-se a conceitos como riqueza, lazer, autonomia, liberdade, ou seja, tudo o que proporcione um quotidiano agradável. Num doente a QdV é um conceito relativo, que se refere ao nível de satisfação em função das suas possibilidades actuais condicionadas pela doença e terapêuticas, comparadas com aquelas que pensa serem possíveis ou ideais[10].

O conceito de qualidade de vida ligado à saúde é diferente do conceito de QdV global (também designado por QdV não relacionada com a saúde). Embora cada doente tenha a sua escala de valores é possível encontrar elementos comuns e construir um conceito operacional. Não existe uma única definição de "Qualidade de Vida Relacionada com a Saúde" (QdVRS), mas podemos descrevê-la, de forma funcional, como a percepção dos doentes sobre as suas capacidades em quatro grandes dimensões: bem-estar físico e actividades quotidianas, bem-estar psicológico, relações sociais e sintomas.

A QdVRS é um conceito multidimensional, subjectivo e individual. A QdVRS não pode ser entendida apenas na sua dimensão física como, por exemplo, quando avaliada pela escala de Karnofsky.

O interesse dos médicos em geral, e dos oncologistas em particular, pela QdV tem vindo a aumentar, mas ainda não é aceite, definitivamente, como uma componente importante da prática clínica. Em 1998, Morris [11] referiu que 50% de um grupo de 154 oncologistas afirmavam usar a avaliação da QdV na prática clínica e 80% manifestavam que esta era de grande importância. Bezjak, em 2001, num inquérito efectuado a 271 oncologistas, verificou que 84% destes afirmavam ter conhecimentos fracos sobre QdV, mas 82% acreditavam que a QdV é útil na prestação de cuidados ao doente e faziam planos para a incorporar na sua prática clínica. Em Portugal[12], foi efectuado um inquérito a 396 médicos dos quais apenas 82 responderam, tendo-se constatado que 95% referiam que a QdV é essencial para proporcionar bons cuidados e 93% concordavam que a QdV é útil para tomar decisões a nível individual. Contrariando estes excelentes indicadores, neste grupo de médicos apenas 40% refere usar a QdV na prática clínica, 73% dá mais relevância à toxicidade e aos efeitos laterais do que à QdV e 35% confiam na experiência pessoal para avaliar a QdV.

É possível concluir, com estes três trabalhos, que ainda há muito a fazer para que a QdV seja de facto uma realidade na prestação de cuidados aos doentes oncológicos.

A QdV e a sua avaliação são pontos essenciais para todos os profissionais de saúde que lidam com doentes oncológicos. Uma vez que muitos dos doentes têm que viver com esta doença crónica durante toda a sua vida, a avaliação da QdV constitui um aspecto importante de qualquer plano de tratamento[13]. Esta deve ser avaliada para se ter um conhecimento global dos efeitos da doença e das terapêuticas instituídas, bem como para escolher as estratégias mais eficazes de intervenção em saúde[13]. A avaliação da QdV nos doentes oncológicos é cada vez mais valorizada, também devido à preocupação com a autonomia e direitos dos doentes e com o papel dos factores psicossociais[14].

A QdV tornou-se, de forma crescente um objectivo prioritário dos serviços de cuidados de saúde, paralelamente à prevenção de doenças, obtenção da cura e alívio de sintomas ou prolongamento da vida humana e tem vindo a ser cada vez mais incorporada na pesquisa clínica como um importante resultado da doença e tratamento[15].

Na prática clínica Oncológica em Portugal, a medida da QdV é residual, dos questionários já validados para a população portuguesa é rara a sua utilização na prática clínica diária.

A ideia central desta obra é rever conceitos relativos à QdV e à QdVRS, procurando-se incentivar a sua utilização na prática clínica diária.

2. QUALIDADE DE VIDA

2.1. História

Actualmente, podemos afirmar que a QdV "está na moda". E, mais do que um interesse fugaz, assiste-se a uma valorização crescente desta nas ciências biomédicas.

A QdV raramente foi mencionada até ao século XX, no entanto, a inquietação sobre o tema remonta à Antiguidade, quando se falava no conceito "boa vida", preconizado por Aristóteles – a vida que está de acordo com as virtudes, com o bem maior, o bem supremo[16] .

Em 1934, Roberts propôs um gráfico onde era representada a "saúde geral" ("grau de felicidade e conforto de um doente") ao longo do tempo[17]. Uma abordagem semelhante foi proposta por Carlens em 1970[18], usando a expressão "qualidade de sobrevivência".

A definição de saúde da OMS, datada de 1948, já é algo de muito próxima de uma definição de QdV, é uma das primeiras a dar grande importância a três grandes dimensões num contexto de doença: física, mental e social.[19]

A QdV é um campo de investigação relativamente recente da Medicina, mais precocemente desenvolvido para as doenças oncológicas e cardiovasculares. Actualmente, é objecto de investigação em muitas outras áreas da Medicina.

A popularização da expressão QdV deu-se após a Segunda Guerra Mundial, quando nos anos 60[20] os políticos introduziram a expressão nos seus discursos. Nos anos 60 e 70 assistiu-se à mudança de valores e objectivos sociais, com uma diminuição dos interesses materiais e um incremento dos valores, das necessidades sociais e psicológicas[21]. Os governos das sociedades ocidentais procuraram estabelecer o bem-estar das populações, e para tal foram efectuados uma série de inquéritos para aferir o "bem-estar subjectivo" e a QdV da população. Os economistas e os sociólogos[22] criaram o "Social Indicators Movement"[23].

No que se refere à utilização do termo pela primeira vez, parece não existir consenso. As raízes formais deste conceito foram atribuídas ao relatório da *Comission on National Goals* da responsabilidade do presidente Dwight Eisenhower, em 1960, que referia como objectivos da nação um número considerável de indicadores sociais e ambientais de QdV e bem-estar[24] [25]. No entanto, outros autores referem que o termo foi efectivamente usado por Heckscher, que referia que uma sociedade age com firmeza quando põe os seus valores na qualidade de toda a vida nacional[26]. Porém, segundo Rodríguez, Picabia e Gregório[27], a expressão QdV foi empregue pela primeira vez pelo presidente dos Estados Unidos Lyndon Johnson, em 1964, quando este declarou que os objectivos da nação não podiam ser medidos através do balanço das contas bancárias, mas sim através da QdV que proporciona aos cidadãos.

A partir da década de 60, aumenta o número de investigações sobre níveis de QdV, surgindo expressões como bem-estar, condições de vida, ou simplesmente QdV, envolvendo conteúdos de satisfação, felicidade, autonomia, entre outros. Importantes contribuições começam a mostrar a relevância dos indicadores sociais e psicológicos na avaliação da QdV[28-31].

A "Qualidade de vida" surge na literatura médica em 1960[32], na sequência do uso da expressão pelos políticos. Começa então a ter algum papel em Medicina.

Historicamente, os primeiros interessados na QdV como forma de avaliação das técnicas sanitárias foram os economistas. O seu interesse residia na obtenção de dados que servissem de ajuda na tomada de decisões relacionadas com a gestão de recursos. Desde então a QdV tem adquirido um relevo progressivo na literatura médica, com uma perspectiva predominantemente clínica e um interesse menos economicista.

Até há bem poucos anos a QdV era sinónimo de ausência de sintomas da doença (morbilidade) e de sobrevivência após diagnóstico de doença (mortalidade). Apesar destes conceitos serem bem distintos, continua a ser erradamente considerado por um grande número de pessoas que ausência de sintomas é sinónimo de boa QdV. Esta confusão estende-se à utilização de instrumentos de medida de "estado de saúde", que são posteriormente reportados como medida de QdV.

Na figura 2.1 representa-se a evolução do número de artigos médicos publicados e indexados na base de dados MEDLINE, cuja referência foi obtida utilizando a expressão de pesquisa: ("quality of life" and "cancer") ou apenas ("quality of life").

Podemos verificar que o interesse pela QdV na literatura médica começa a esboçar-se no início da década de 70, mas é a partir de 1990 que se regista um franco aumento, que se tem mantido.

A Oncologia foi uma das primeiras áreas da Medicina a incorporar a QdV no management dos doentes, por causa das elevadas taxas de insucesso dos processos terapêuticos de um grande número de neoplasias, e pela elevada iatrogenia dos agentes anti-neoplásicos disponíveis[33].

FIGURA 2.1
**Número de referências QdV
1970-2001**

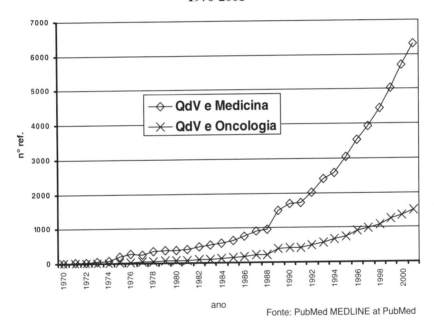

Fonte: PubMed MEDLINE at PubMed

A QdV emergiu como um tópico central na Oncologia no início dos anos 80, em parte devido ao crescimento explosivo da tecnologia médica usada na terapêutica do cancro e ao crescimento da complexidade das decisões médicas[34]. O avanço tecnológico da Medicina tem conseguido que doentes com patologias crónicas, embora não alcançando a cura, vivam mais tempo. O número de doentes nesta situação tem vindo a aumentar[35].

A grande afluência de doentes crónicos a instituições habitualmente vocacionadas para tratar doentes agudos, motivou trabalhos de investigação [35, 36], que deram origem à Sociologia Médica. Um dos primeiros trabalhos publicados, intitulado "Chronic Illness and the Quality of Life"[37], evidenciou que um grande volume de trabalho dos hospitais de agudos resultava de agudizações de doenças crónicas. Dez anos depois[38] demonstrou-se que a Medicina Moderna, com o seu poder de prolongar a vida, gerou não só novas doenças crónicas, como paralelamente, um novo tipo de doentes que aspiram a manter as suas actividades sociais e familiares.

Nos anos 70 e 80, paralelamente ao desenvolvimento sem precedentes da tecnologia médica, assistiu-se ao crescimento de receios sobre a desumanização resultante do aumento da medicalização no dia a dia[39]. As críticas feitas ao modelo biomédico existente (com ênfase na doença aguda), pela sua inabilidade de lidar quer com a doença crónica, quer com a vivência da doença, levaram ao aparecimento de novos modelos multidimensionais em que, paralelamente à doença, o doente também ganha importância [40, 41].

Desde os finais dos anos 60, nos "hospícios" ingleses, começaram a surgir as unidades de cuidados paliativos e as clínicas de dor. A Organização Nacional de Hospícios Americana, fundada em 1977, define como seu objectivo um conjunto de serviços paliativos e de suporte, que proporcionem cuidados físicos, psicológicos, sociais e espirituais, aos doentes (para os quais as perspectivas de cura foram já ultrapassadas) e às suas famílias. Trata-se de um processo de personalização, isto é, não se considerar meramente o corpo doente, mas sim o ser humano como um todo. O "objecto" passa a ser a pessoa doente e não a enfermidade em si.

O aparecimento do movimento dos hospícios nos anos 60 e 70 facilitou a investigação da qualidade de sobrevivência dos doentes crónicos. A definição de "tratamento" foi expandida e incluiu a paliação na ausência de possibilidade de cura. A biomedicina das doenças crónicas cria nessa altura os alicerces para o aparecimento da QdV como parte integrante da Medicina[33].

A avaliação da QdV nos ensaios clínicos de doentes oncológicos começou no início dos anos 70 e aumentou rapidamente a partir de 1976[42]. Enquanto a sobrevivência aumentou para os doentes com diversos tipos de neoplasias, a mortalidade não mudou significativamente, e começou a ser importante avaliar a QdV em simultâneo com a sobrevivência[43]. A QdV complementa os objectivos da terapêutica oncológica, cujos fins não podem limitar-se, por exemplo, à redução da massa tumoral ou à sobrevivência[44]. Ao incluir a QdV nos ensaios clínicos em Oncologia deu-se um passo importante para englobar neles não só a doença mas também a pessoa doente, contribuindo de uma forma decisiva para a humanização dos cuidados prestados aos doentes, ampliando os objectivos principais que motivavam esses estudos, e que eram até então aceites como suficientes [45].

A integração da QdV como um objectivo principal em Medicina é um conceito recente, mas que algumas instituições e organizações internacionais passaram a sugerir que fosse considerada como um objectivo. A maioria dos grupos cooperativos que tem por objectivo a investigação em Oncologia tem um grupo de trabalho dedicado à QdVRS.

A "European Organization Research for Treatment of Cancer" (EORTC) iniciou, em 1986, o desenvolvimento de um questionário de QdV para doentes oncológicos. Nessa altura, em França, é iniciada a avaliação da QdV, promovida pela Sociedade Francesa de Oncologia[46]. Nos EUA, em 1990, o "National Cancer Institute" (NCI) constitui um grupo de trabalho para estudar a implementação da QdV nos ensaios clínicos de Oncologia. Em Inglaterra o "Medical Research Council" concluiu pela necessidade de integrar a medida de QdV nos ensaios clínicos[47]. Actualmente, nos EUA, dois organismos estão vocacionados para o estudo da QdV em Oncologia: a "American Association for Clinical Oncology" (ASCO) e o NCI[48].

A "Food and Drug Administration" recomendou formalmente que nos ensaios clínicos se deveriam privilegiar os critérios ligados aos doentes (sobrevivência e QdV) em detrimento dos critérios ligados à doença oncológica (taxas de resposta e sua duração)[49, 50].

Desde 1992, existe uma revista dedicada ao estudo da QdV "Quality of Life Research", e foi criada a "International Society Of Quality Of Life – ISOQOL"[51].

Mais recentemente a "Multinational Association of Supportive Care in Cancer" (MASCC), tem dedicado um particular interesse ao estudo da QdVRS, tem uma sub-seccção dedicada ao desenvolvimento desta área do conhecimento.

Actualmente é objectivo dos cuidados de saúde melhorar a QdVRS, para além dos pretendidos efeitos biológicos de cura, melhoria ou paliação da doença[52-54]. A QdVRS na prestação de cuidados de saúde é

20   *Qualidade de Vida e Oncologia*

cada vez mais aceite como um objectivo principal, tão importante, senão mais, do que a avaliação dos sintomas ou de desempenho físico[43, 55-57].

Apesar do que fica dito, quer no dia-a-dia, quer na realização de ensaios clínicos, a integração da QdV não se verifica com a frequência desejada, privilegiando-se a avaliação de parâmetros que alguns autores designam por "informação dura", ou seja, o estadio da doença, a taxa de respostas e a sobrevivência. Pelo contrário, os aspectos físico-funcionais, psicológicos, sociais, económicos, e outros, que constituem o que se designa por "informação branda", subjectiva e, considerados erradamente de medição impossível, são negligenciados ou esquecidos.

2.2. Definição de Qualidade de Vida

Não existe uma definição clara do conceito de QdV, o que levanta um problema epistemológico e filosófico. Existem, na verdade, inúmeras propostas de definição.

Uma das referências mais antigas, e que mais se pode assemelhar com uma definição de QdV é de Aristóteles (384-322 a.C.) que escreveu: *"Quer a pessoa mais modesta ou a mais refinada...entende 'vida boa' ou 'estar bem' como a mesma coisa que 'estar feliz'. Mas o que é entendido como felicidade é discutível ... uns dizem uma coisa e outros outra e a mesma pessoa diz coisas diferentes em tempos diferentes: quando está doente pensa que a saúde é a felicidade; quando está pobre felicidade é a riqueza."*[19]

Coménio, nos séculos XVI-XVII, falou na relação entre saúde, higiene e educação no sentido de estabelecer fundamentos para o prolongamento da vida, manifestando maior preocupação com o destino que atribuímos à nossa vida do que com a sua duração em anos. Identifica-se, assim, já nessa época, um movimento pela saúde e QdV e contra os problemas decorrentes dos excessos cometidos com o corpo.

Em 1984 Tiel, McNeiel e Bush propuseram uma interessante definição de QdV, *"um conceito global que... inclui as vertentes psicológica e social, e física e incorpora tanto os aspectos positivos de bem-estar, como os aspectos negativos da doença".*

Esta definição sugere que existem várias dimensões na QdV que devem ser consideradas e se podem agrupar em quatro grandes dimensões: física e desempenho (que pode ser dominante no caso de existência de dor, ou de toxicidade associada à terapêutica); psicológica e bem-

-estar; social; e espiritual (frequentemente esquecida, relacionada com a religião e o nível cultural do indivíduo). Esta última dimensão existe mesmo quando o indivíduo não tem crença religiosa e resulta da reflexão que o doente faz sobre a sua própria vida).

Levine e Croog propuseram uma definição de QdV multidimensional: a *funcionalidade* ou a interacção do indivíduo com o meio, nas suas diversas vertentes social, física, emocional ou intelectual e a *percepção* subjectiva que engloba o sentido geral de satisfação do indivíduo e da sua própria saúde, em relação com a das outras pessoas que o rodeiam [58]. Este conceito enquadra-se perfeitamente com a definição de saúde da OMS; "um estado de completo bem-estar físico, mental e social e não meramente a ausência de doença" [59].

Calman[60], em 1984, propõe que a QdV só pode ser medida e descrita em termos individuais, e depende do estilo de vida actual, das experiências passadas e em esperanças, sonhos e ambições. A QdV deverá incluir todas as áreas da vida e suas experiências, e ter em consideração o impacto da doença e da terapêutica. Pode-se dizer que existe uma boa QdV quando os desejos individuais são satisfeitos pela experiência de vida. Pelo contrário, diz-se que há má QdV quando as experiências de vida não cumprem os desejos individuais. A QdV muda ao longo do tempo, mesmo em circunstâncias normais. As prioridades e objectivos do indivíduo devem ser realistas e é natural que mudem ao longo do tempo, sendo alterados pela idade e experiência. Para melhorar a QdV é necessário diminuir a diferença entre a situação actual e os objectivos individuais.

Na figura 2.2 procura-se representar graficamente este conceito. Os objectivos e ambições do indivíduo estão representados na linha superior, variando ao longo do tempo. A diferença entre a realidade (representada na linha inferior) e os anseios individuais, provavelmente nunca será igual a zero.

Há tempos bons e tempos maus. O impacto da doença pode afectar o indivíduo de diversas formas, dependendo muito da situação em que o indivíduo se encontra. Se for a "doença A", o indivíduo tem melhor QdV e pode superar melhor os problemas inerentes à doença, o contrário acontece na "doença B". Para melhorar a QdV, pode ser necessário reduzir as expectativas individuais, o que não significa anular a esperança, mas sim ajustá-la à realidade. A QdV é multidimensional, e se uma das dimensões estiver comprometida, tem que se procurar melhorar, não só essa mas também as outras de forma a compensar o problema. Alguns

FIGURA 2.2
QdV, evolução ao longo do tempo, definição de Calman

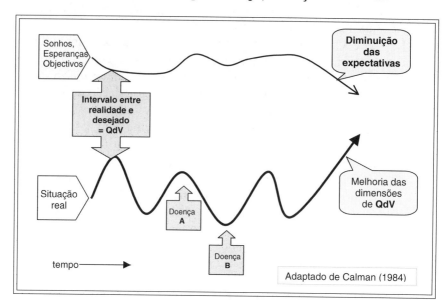

Adaptado de Calman (1984)

indivíduos têm boa QdV apesar de terem graves problemas (saúde ou pobreza), mas tal deve-se às expectativas serem baixas. Pela definição de Callman a QdV individual depende tanto de cada um, que só o próprio é capaz de um juízo de valor sobre a sua QdV.

Ortiz, na definição que propõe de QdV, reforça esta ideia e, para além disso, revela toda a dificuldade metodológica inerente ao processo de medição de QdV: *"uma entidade vaga e etérea de que todos falam sem saberem o que verdadeiramente é, e que se pode definir e medir apenas em termos individuais, dependendo das experiências passadas, esperanças futuras, sonhos e ambições"* [61]

Em 1993, a OMS propôs uma definição para QdV *"...a percepção que o indivíduo tem do seu lugar na vida, no contexto da cultura e do sistema de valores nos quais vive, em relação com os seus objectivos, os seus desejos, as suas normas e as suas inquietudes. É um conceito muito amplo que pode ser influenciado de maneira complexa pela saúde física do indivíduo, pelo estado psicológico e pelo seu nível de independência, as suas relações sociais e as suas relações com os elementos essenciais do seu meio"*[62]. Trata-se de uma definição muito ampla e difícil de aplicar num contexto de ensaios clínicos, mas permite uma reflexão sobre quais as dimensões a avaliar.

O conceito de felicidade é por vezes considerado como sinónimo de QdV. Veenhoven (1996)[63] argumenta que a felicidade é altamente influenciada pelas experiências, positivas ou negativas, no decurso da vida (figura 2.3). A vida oferece muitas oportunidades de ser feliz, estas são proporcionadas através dos recursos sociais, dos recursos pessoais e das capacidades individuais. Os recursos sociais são proporcionados ao indivíduo pela sociedade: bem-estar económico, equidade social, liberdade política, riqueza cultural e ordem moral. Os recursos pessoais são aqueles em que o indivíduo tem mais influência e controlo: posição social, bens materiais, influência política, prestígio e estatuto social. As capacidades individuais incluem as físicas e intelectuais. O curso da vida vai modelar o indivíduo e influenciar a felicidade global. Existem evidências de que o balanço entre eventos positivos e negativos durante um ano são um factor preditivo de bem-estar no ano subsequente.

FIGURA 2.3

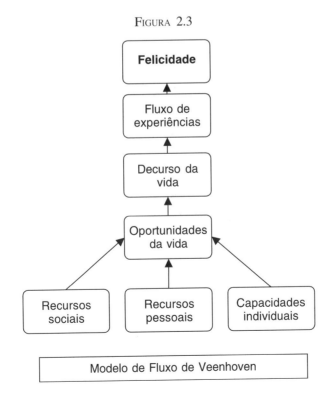

O fluxo das experiências pode gerar efeitos positivos ou negativos muito intensos. As experiências emocionais em particular afectam a avaliação da própria vida. Fazemos inferências acerca das nossas vidas baseadas nas emoções positivas e negativas que experimentamos. Somamos os prazeres e as dores e fazemos uma avaliação global sobre a nossa vida. Este tipo de fluxo de experiências pode ser registado e avaliado utilizando diários[64], no entanto este é um conceito pouco operacional para ser utilizado no âmbito da investigação da QdVRS.

A QdV pode ser conceptualizada como composta por um diferente número de níveis, na figura 2.4 representa-se um modelo de 3 níveis que sintetiza uma aceitação generalizada da abordagem a este conceito.

FIGURA 2.4
Representação da hierarquia da informação em QdV

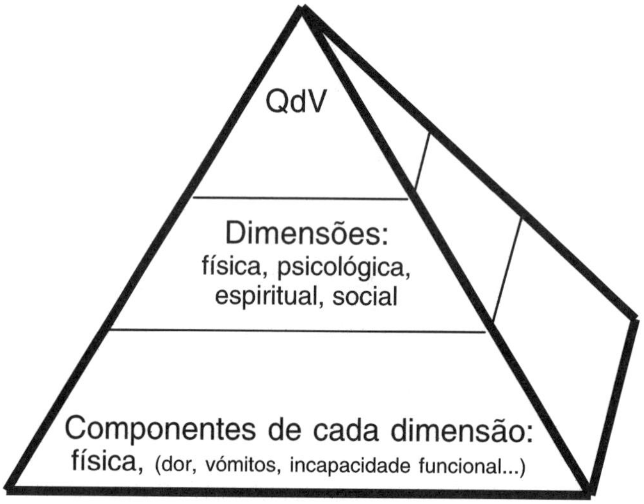

(adaptado de Cramer, JA[65])

O topo da pirâmide representa a QdV global do indivíduo, definido por alguns como o "bem-estar geral", a sua tradução em termos de medida reflecte-se pela pontuação total obtida com o instrumento de medida, que pode resultar do somatório de todos os itens, do somatório das subescalas, ou do valor obtido através de um modelo matemático que não seja somativo. No nível intermédio estão os domínios ou dimensões, habitualmente quatro, mas que podem ser mais. O nível inferior inclui os componentes de cada dimensão (considerados como itens nos questionários de avaliação).

A QdV é uma das dimensões da vida humana desejada e perseguida por todos os indivíduos, desde a infância até à velhice[66, 67]. Assim, a forma como as pessoas percepcionam a QdV muda ao longo do tempo e é modificada pela idade e experiência.

2.2.1. *Definição de QdVRS*

A QdV significa diferentes coisas, para diferentes pessoas, e adquire diferentes significados em função do contexto das suas aplicações. No projecto de uma cidade, pode significar o acesso a espaços verdes ou a outras infra-estruturas, mas no contexto de ensaios clínicos, não faz sentido considerar este tipo de preocupações, uma vez que pretendemos avaliar os aspectos que podem ser influenciados pela doença ou pelos tratamentos. Ao estudarmos a sua avaliação em relação à saúde podemos ainda avaliar as consequências indirectas da doença, tais como, o desemprego ou dificuldades financeiras.

Existem dois grandes tipos de QdV que guardam entre si uma relação de complementaridade[68]: a QdVRS e a QdV não relacionada com a saúde[69]. Para distinguir entre QdV com um significado mais genérico, da QdV que mais se relaciona com a doença e a prática da Medicina, usa-se a expressão "Qualidade de Vida Relacionada com a Saúde" (QdVRS)[19].

A QdVRS é uma parte da QdV geral do indivíduo, e pode ser definida de uma forma simples, como constituída pelos componentes que representam a parte da QdV de um indivíduo relacionada com saúde (doença e terapêutica)[70, 71], devendo abranger, no mínimo, os seguintes aspectos: sintomas produzidos pela doença ou tratamento; funcionalidade física; aspectos psicológicos; aspectos sociais, familiares, laborais e económicos. Todos estes itens estão interrelacionados e influenciam-se mutuamente.

A conceptualização da QdV não relacionada com a saúde inclui quatro domínios: pessoal-interno (ex.: valores e crenças, desejos e objectivos), pessoal-social (ex.: estrutura da família, situação financeira), externo-meio envolvente (ex.: clima, ar) e externo-social (instituições culturais, escolas). Cada um destes domínios é constituído por vários componentes, de que se deram alguns exemplos, e cada componente é composto por factores individuais. A organização estrutural da QdV não relacionada com a saúde é semelhante à da QdVRS.

A figura 2.5 (adaptada de SpilKer, B 1996[69]) representa a importância relativa da QdV não relacionada com a saúde e da QdVRS, em indivíduos aparentemente saudáveis e em indivíduos com doença crónica.

Muitos factores que por vezes estão associados à QdV não relacionada com a saúde vão afectar a QdVRS. Estes factores, externos ou internos ao indivíduo[72], podem afectar a percepção do estado de saúde, o desempenho ou o bem-estar. Por exemplo, determinadas características específicas de um indivíduo, podem ter uma influência positiva muito

FIGURA 2.5

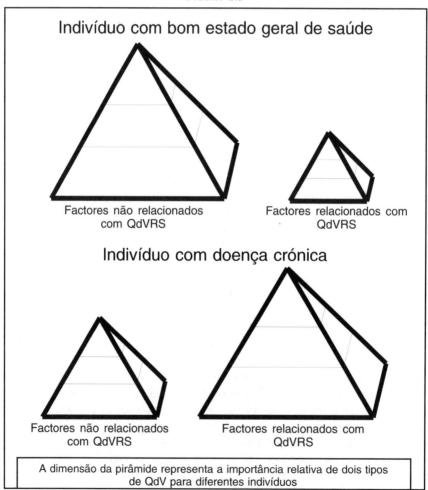

importante na QdVRS, como sejam a motivação e forte personalidade. Bom suporte social, incluindo os amigos e a família são, habitualmente, instrumentos essenciais para ajudar o doente a adaptar-se a uma doença crónica grave, resultando numa melhoria psicológica e do seu bem-estar, que outros doentes, com menos suporte social, não conseguem[65].

Quando se aborda o conceito de QdVRS em relação a um indivíduo extremamente doente, devemos ter em consideração que qualquer aspecto da vida está quase sempre relacionado com a saúde[73].

Os doentes dão uma importância muito grande à saúde. Na avaliação da QdV global, a percepção individual do estado geral de saúde é o mais importante em relação a todas as outras vivências[22]. Um estudo de grande dimensão realizado para encontrar factores preditivos de satisfação com estado de saúde e bem-estar geral, demonstraram que a percepção individual do estado de saúde era o factor mais importante[74]: explicava 53% da variação das respostas sobre felicidade; 68% da variação das pontuações sobre satisfação global com a vida; e 63% da variação da satisfação com a QdV global.

Em 1990 Tchkmedylan[75] propõe o seguinte esquema para definir a QdVRS, as suas dimensões e respectivos componentes (figura 2.6).

FIGURA 2.5

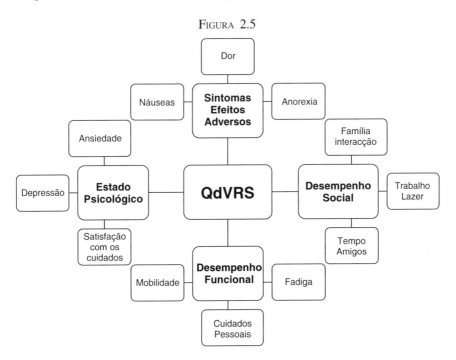

A maioria dos autores refere que o conceito de QdVRS inclui as seguintes dimensões[65]: estado físico e desempenho; estado psicológico e bem-estar; interacções sociais; e factores económicos e/ou vocacionais. No entanto, Cella (1990)[76] alarga o número de dimensões quando fala de QdVRS e propõem as seguintes: bem-estar emocional, espiritualidade, sexualidade, desempenho social, vida familiar, desempenho ocupacional, comunicação, alimentação, capacidade funcional, estado físico, satisfação com o tratamento, orientações futuras, aspecto geral do estado de saúde e da vida. Esta lista é aumentada na proposta de Fitzpatric (1996)[77], que inclui a capacidade do indivíduo controlar a saúde, a auto-estima, a imagem corporal, e a sensação de conseguir prever os sintomas.

FIGURA 2.7
Saúde, Desempenho, QdVRS, QdV e factores relacionados

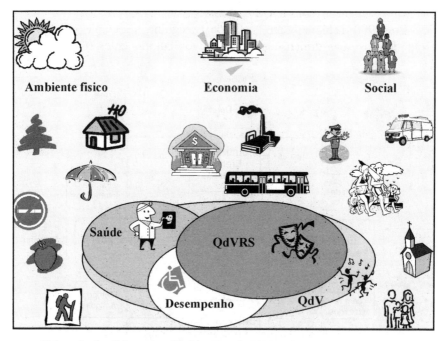

(Adaptado de, "Measuring Healthy Days", 2000, US Department of Health and Human Services)

Para Secchi e Strepparava[78].A QdVRS é um construto multidimensional, composto por vários domínios (físico, psicológico, social e espiritual), influenciado pelo tipo de personalidade do doente e pelos seus aspectos cognitivos; é um construto subjectivo, relacionado com a atribuição que o doente faz em relação à sua doença; é um construto dinâmico, que muda ao longo do tempo (a percepção dos domínios de QdV pode mudar ao longo do tempo).

Tem-se assistido a uma intensa actividade de investigação da QdVRS em Oncologia, utilizando vários modelos de QdVRS[79] e, apesar de algumas indefinições e incertezas ainda existentes, já se obtiveram alguns consensos[7, 8, 80-82]:

- Definição – QdVRS é um conceito multidimensional, que traduz o bem-estar subjectivo do doente, nas vertentes físicas, psicológicas e sociais, os quais se podem subdividir noutras dimensões. O domínio físico refere-se à percepção que o doente tem da sua capacidade em realizar as suas actividades diárias. O domínio social refere-se à capacidade do doente se relacionar com membros da família, vizinhos, amigos, e outros. Por fim, o domínio psicológico incorpora aspectos do bem-estar emocional e mental, como depressão, ansiedade, medo, raiva, entre outros.
- Subjectividade: a QdVRS depende da percepção individual, crenças, sentimentos e expectativas. A natureza da subjectividade da QdVRS implica que os questionários devam ser completados pelo próprio doente e não por outra pessoa.
- Dinamismo: a QdVRS é dinâmica, mudando ao longo do tempo, e depende das modificações no doente e das modificações em seu redor.
- Medida – existem instrumentos de medida de QdVRS validados e que permitem a sua avaliação de forma normalizada;
- Necessidade – a QdVRS deve ser considerada como o objectivo principal, nas doenças crónicas e incuráveis.

2.2.2. QALY (Quality adjusted life years)

Tradicionalmente, a saúde da população tem sido medida usando indicadores epidemiológicos, incluindo a presença/ausência de doença e/ou morte (ex. morbilidade e mortalidade). Apesar destes indicadores epidemiológicos serem extremamente úteis para avaliar a saúde da população, estimando a esperança de vida e identificando as causas de morte, algumas mudanças na maneira como a saúde é conceptualizada têm levado a mudanças na forma como a saúde é medida[83].

Nesta sequência surge a noção de QALY, proposta por economistas da saúde e introduzida pelo Departamento de Avaliação Tecnológica dos Estados Unidos, em finais dos anos 70[84].

Os QALY permitem combinar a qualidade e quantidade de vida num único parâmetro, baseando-se na ideia de que a QdV pode ser quantificada aplicando o conceito utilidade, ou seja, maximizar a saúde de uma população e optimizar a utilização dos recursos. Desta forma a avaliação resulta da combinação do tempo de vida com a QdV, medida através da avaliação do estado de saúde, de sintomas, do nível de funcionamento ou do bem-estar subjectivo durante um período de tempo. Para cada ano de vida é dado um coeficiente de 0 a 1, e o acto médico benéfico é aquele que soma valores mais positivos, definindo-se a partir daí a intervenção eficiente pelo menor custo[83].

Os QALY constituem uma medida que compara os resultados de diferentes intervenções médicas e melhoram a tomada de decisões na política de saúde, sendo aplicados tanto para a escolha entre dois ou mais tratamentos, como entre dois ou mais projectos de financiamento em Saúde Pública[84]. Por outras palavras, podem ser usados para comparar o custo-eficácia de qualquer tratamento, fazer escolhas e explicitar decisões.

No entanto Guillimin[85] adverte para o risco de se agregar qualidade e quantidade num só valor, apontando limitações: o valor verdadeiro de um estado de saúde não pode ser reduzido simplesmente num único valor numérico, pois isso ignora a multidimensionalidade inerente à saúde, personalidade humana e QdV.

2.3. Interesse de medir a Qualidade de Vida

A Medicina como ciência preocupa-se com aspectos preventivos e de melhoria do estado de saúde das pessoas, sendo importante o contributo de outras áreas do conhecimento, como por exemplo, o das Ciências Sociais. Um dos objectivos primordiais da intervenção terapêutica é, de algum modo, melhorar a qualidade de vida dos pacientes; e a sua avaliação deve ser, em última análise, uma das formas de avaliar os resultados dessa mesma intervenção[13] [73, 86, 87]. A QdVRS inclui a forma como as pessoas percebem a sua saúde, e decorre de factores relacionados com incapacidade e disfunção. Desta forma, a sua avaliação é importante, pois a disfunção e incapacidade dos doentes, não se reflectem em medidas estandardizadas de morbilidade e mortalidade[13, 73, 86-88].

Na prática clínica, a chamada "informação branda" de uma forma não sistematizada, influencia marcadamente muitas atitudes clínicas, frequentemente de forma quase imperceptível. Quantas vezes o "estado geral" e a idade cronológica, sem mais considerações, determinam se um doente vai ou não ser submetido a cirurgia e/ou a quimioterapia.

A medida objectiva e precisa da QdVRS é imperiosa, devendo ser um critério de primeira magnitude na avaliação dos resultados da terapêutica oncológica, quer num plano individual, quer na análise de resultados de ensaios clínicos. Um dos principais obstáculos está na dificuldade de encontrar um instrumento válido de medida adequado à população alvo.

A QdVRS deve ser avaliada para se ter um conhecimento global dos efeitos da doença e das terapêuticas instituídas. Dentro desta razão global, há razões específicas que justificam a medição da QdVRS, quer no contexto de ensaios clínicos, quer no contexto da prática clínica do dia-a-dia.

Durante as terapêuticas efectuadas com intuito curativo a QdVRS é muito importante, pois permite avaliar qual a percepção que o doente tem dos efeitos somático e psicossocial induzidos pela terapêutica. Os eventos a que um doente está sujeito por causa da sua doença (sinais, sintomas, efeitos laterais, experiências traumatizantes, benefícios da terapêutica), formam uma malha complexa que vai ser integrada pelo doente, e a importância que este atribui a cada um dos eventos vai influenciar os domínios físico e psicológico da QdVRS. Indirectamente, essas influências vão repercutir-se nos domínios social e económico[65].

É importante distinguirmos entre a percepção do estado geral de saúde e o estado de saúde actual de um doente. O indivíduo que está doente e se apercebe da sua doença, pode após um período de adaptação, retomar os seus objectivos ou adaptá-los, readquirindo um bem-estar geral idêntico ao período anterior à doença. Outra pessoa na mesma situação, pode não se adaptar e vir progressivamente a tornar-se cada vez mais insatisfeita com a vida, e como tal a QdV vai piorando. A percepção pelo doente da gravidade do estado de saúde está associada de forma independente, a um aumento do risco de morbilidade e de mortalidade. Por outras palavras, a percepção do estado de saúde é um importante factor preditivo em saúde, independentemente da situação clínica real.

As expectativas, quer do doente, quer da família, em relação aos resultados que se vão obter com a terapêutica, são determinantes na QdVRS. Nas doenças crónicas, com o tempo, e com o aumento da gravidade dos sintomas e da diminuição dos desempenhos físico e psicológico, as expectativas dos doentes vão baixar em função da probabilidade de melhoria ou de cura, que ainda possam existir. Assim, quando se utilizam novas terapêuticas no sentido de diminuir a morbilidade e a mortalidade, para além da eficácia é importante avaliar a percepção que o doente tem do seu estado de saúde e quais as expectativas em relação ao benefício da terapêutica. A figura 2.8 (adaptada de Spilker, 1996[89]) ilustra um modelo de relacionamento entre eficácia, segurança e benefício, bem como outros factores que fazem parte de QdVRS de um doente. As setas indicam o fluxo apenas numa direcção no entanto elas podem ser bidireccionais.

FIGURA 2.8

Modelo de actividade, eficácia, segurança e outros factores integrados pelo doente e suas influências nas dimensões da QdVRS

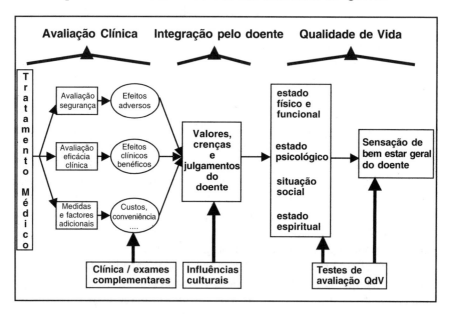

Um melhor conhecimento da QdVRS pode fornecer dados para uma tomada de decisão mais racional, quer para o indivíduo, quer para uma determinada população (por exemplo, o detectar um estado mórbido muito frequente, pode permitir tomar medidas no sentido de o prevenir). A avaliação da QdVRS de doentes com longa sobrevivência, após terem sido curados de uma neoplasia, permite obter informações que podem melhorar os procedimentos terapêuticos a utilizar noutros doentes com a mesma patologia[90, 91].

Nem toda a neoplasia é sinónimo de ausência de cura. Nestes casos, em que a cura é possível com uma grande probabilidade, a QdVRS deve ser relegada para segundo plano; estão neste caso as patologias hematológicas.

Os dados de QdVRS podem ajudar o médico a melhorar os cuidados prestados ao doente a nível individual, a antecipar problemas e a criar diálogo. Ao informar os doentes sobre as reacções comuns ao procedimento terapêutico, está a facilitar a sua tomada de decisão. O uso da avaliação da QdVRS pode e deve integrar a formação de equipas que cuidem dos doentes, pois facilita o treino ao permitir ter uma percepção do doente como um todo[92]. A avaliação QdV em cuidados paliativos, durante o curso da doença, melhorou a prestação de cuidados[93], porque ajuda ao diagnóstico de problemas e permite economia de tempo.

Uma das razões mais consensual para se avaliar a QdVRS é a pressão que existe para avaliar a eficácia do trabalho dos técnicos de saúde, ou os resultados das intervenções[13]. Esta razão tem que ver com o interesse cada vez maior dos doentes, médicos e gestores de saúde pelo impacto das intervenções médicas na QdV[73]. Este motivo remete-nos para a questão económica. De facto, se nem todas as doenças podem ser curadas ou submetidos a procedimentos que prolonguem significativamente a vida, assim os profissionais de saúde devem escolher tratar os doentes que mais possam beneficiar, em termos da quantidade e qualidade dos anos de vida restantes e dos recursos existentes (esta perspectiva coloca problemas éticos, tais como a dificuldade em estimar os anos de vida esperados, ou na atribuição de um valor por tempo de vida)[73].

2.3.1. Interesse de medir QdVRS nos ensaios clínicos

A Qualidade de Vida (QdV) dos doentes oncológicos reflecte todas as alterações dramáticas que ocorrem na vida do enfermo após o diagnóstico da neoplasia.

Até ao uso da cirurgia e da radioterapia na terapêutica das neoplasias, a QdV dos doentes oncológicos era apenas determinada pela evolução da própria doença. Nos nossos dias as potencialidades terapêuticas estão amplamente aumentadas, nomeadamente com o uso dos citostáticos e das substâncias resultantes da biotecnologia. Desta forma a QdV passou também a ser influenciada, positiva ou negativamente, pelas terapêuticas instituídas. Assim, só uma eficaz avaliação dos benefícios obtidos pode permitir uma decisão correcta, inicialmente em termos individuais e, posteriormente, em termos colectivos.

Cada médico, quando observa o seu doente, consciente ou inconscientemente, avalia a QdV. No entanto, é possível, e necessário que esta avaliação se faça de maneira mais objectiva, exprimindo-a de forma quantitativa. Por isso a medição da QdVRS utilizando questionários de auto-avaliação, tornou-se parte da rotina dos ensaios clínicos em Oncologia, e afirmou-se como determinante nos processos de tomada de decisão[94, 95].

Frequentemente nos ensaios clínicos é referido que se avalia QdVRS, quando de facto se está a avaliar apenas uma ou duas das suas dimensões, se não mesmo apenas sintomas ou sinais. O argumento mais comum para justificar este tipo de procedimento é afirmar que nem todas as dimensões são pertinentes para o estudo em causa. No entanto, a exclusão de uma ou mais dimensões da QdVRS de um ensaio clínico representa uma lacuna no estudo. A avaliação da QdVRS, não está suficientemente descrita para uma população em particular, de tal forma que se possa assumir que a observação de uma ou duas dimensões a caracterizem[65].

A QdVRS é muldidimensional, e a tentativa de a avaliar através de uma única dimensão, como por exemplo o "performance status", é um conceito redutor que não resulta, tal como ficou bem expresso no trabalho de Demetri[96]. O estudo envolveu 2.370 doentes oncológicos com anemia, a fazer quimioterapia. Os doentes foram medicados com eritropoitetina humana recombinante (rHuEpo) subcutânea numa dose de 10.000 unidades, 3 vezes por semana, por um período até 4 semanas. A resposta clínica foi definida como um aumento de hemoglobina de 2g/dl ou superior. Cerca de 60% dos doentes cumpriram este critério de resposta mas, no entanto, não se verificava um aumento do "performance status" (Karnofsky). Com o FACT-G, a avaliação da QdVRS revelou que, quer a dimensão fadiga, quer a QdVRS global, tinham melhorado. Este trabalho sugere que o "performance status", com o seu carácter

Qualidade de Vida 35

unidimensional, não é um parâmetro suficientemente sensível para avaliar a QdVRS.

Apesar de haver muita discussão sobre a necessidade de uma avaliação rotineira da QdV em ensaios clínicos, ela continua a não se fazer[97]. Existe um fosso entre a teoria e a prática da avaliação da QdV nos ensaios de Oncologia; a realidade é que a maioria dos investigadores avaliam inadequadamente ou não avaliam de todo a QdV, apesar dos protocolos conterem informação detalhada sobre o procedimento[98]. Batel-Copel[99], em 1997, fez uma revisão de 827 ensaios clínicos em Oncologia, de fase II e III, publicados em quatro das mais importantes revistas de Oncologia (Journal of Clinical Oncology, Cancer, British Journal of Oncology e European Journal of Oncology), no período de 1980 a 1995. O número de ensaios que avaliava o "performance status" cresceu de 15% em 1980 para 56% em 1995. O número de ensaios que referiam que avaliavam QdVRS era de 0% em 1980 e em 1995 era apenas de 3%. Estes representavam 13 ensaios, onde apenas quatro cumpriam os critérios de avaliação de QdVRS.

Sanders[100] utilizou a base "Cochrane Controlled Trials Register" para fazer uma revisão dos ensaios que utilizavam a QdVRS em várias patologias, incluindo as neoplasias. Constatou que era no âmbito de ensaios clínicos com doentes oncológicos que a QdVRS era reportada com maior frequência. De 1980 a 1997 a sua frequência nestes ensaios aumentou, mas apenas de 1,5 para 8,2%.

Existem numerosos exemplos para os quais a avaliação da QdV se revelou de importância inesperada na interpretação e conclusões de ensaios clínicos. É surpreendente que tal tenha demorado tanto a constatar-se.[19]

Os estudos descritivos em Oncologia são úteis para obter informações sobre o impacto de um tratamento na QdV. Com os resultados obtidos nestes estudos, os doentes podem ser informados dos riscos e benefícios antes de efectuarem uma terapêutica. No entanto, os estudos descritivos, por não serem comparativos, não permitem dizer qual o melhor regime terapêutico mas permitem gerar hipóteses a testar em ensaios randomizados. Os ensaios de fase II permitem avaliar a actividade dos fármacos, mas não estabelecem qual a contribuição em termos de QdV, pois não distinguem entre o impacto negativo da toxidade e o benefício do controlo dos sintomas. No entanto, se para além da constatação da actividade de terapêuticas paliativas se verificar melhoria de alguns factores que influenciam a QdV, pode neste caso sugerir uma potencial eficácia da terapêutica.

A avaliação da QdV em ensaios de fase III é muito importante em duas situações: quando se espera que as diferenças na sobrevivência entre os regimes em estudo seja pequena, ou quando se espera que a intervenção possa influenciar marcadamente a QdV em algumas das suas dimensões.

O benefício clínico de um tratamento, sob o ponto de vista da eficácia, existe quando se constata melhoria de sintomas, apesar da terapêutica não ter capacidade de reduzir significativamente a massa tumoral (resposta parcial ou completa). Com base neste tipo de resultados, a FDA aprovou o uso da gemcitabina, em doentes com neoplasia do pâncreas refractário ao 5-fluorouracilo[101, 102], e da mitoxantrona, no carcinoma da próstata hormono-resistente[103]. A aprovação da gemcitabina pela FDA neste contexto representou um verdadeiro marco na história da investigação da QdVRS[104].

A Sociedade Americana de Oncologia publicou os critérios de avaliação de resultados nas terapêuticas oncológicas[49]. Estes tratamentos devem preocupar-se com duas vertentes: a doença e doente. Na vertente da doença os objectivos são resposta parcial ou completa, duração da resposta, tempo para a progressão, que podem ser considerados como índices de actividade; em relação ao doente a sobrevivência e QdV, que consideramos como índices de eficácia.

A QdVRS pode ser um factor de prognóstico mais importante que o "performance status". Para este, já se tinha demonstrado que era um dos factores de prognóstico mais importantes para quase todas as neoplasias[105]. Em doentes com neoplasias avançadas, a avaliação da QdVRS antes de efectuar quimioterapia, revelou-se preditiva de sobrevivência [106].

Doentes oncológicos de 12 instituições, em 10 países, responderam ao QLQ-C30, simultaneamente, registaram-se as características de cada doente. O seguimento foi efectuado em 656 doentes, dos quais 411 faleceram. Para além da idade, do "performance status", a escala global de QdV do QLQ-C30, bem como as subescalas das performances física, social, cognitiva, e emotiva foram preditivas de maior sobrevivência. Os autores concluíram que a QdVRS tinha capacidade prognóstica independentemente das outras características registadas. Não ficou claro neste estudo se a medida de QdV reflectia uma percepção da progressão da doença pelo doente, ou se a QdVRS de alguma forma influencia a progressão da doença. No primeiro caso, a QdVRS meramente prediz o que vai acontecer. Se afecta o que vai acontecer, como na segunda, então poderemos utilizar procedimentos que aumentando a QdVRS podem ter efeito terapêutico. Independentemente da natureza da associação, estes factos demonstram a importância de avaliar a QdVRS e a relevância desta no processo de tomada de decisão.

A constatação que a QdV pode fornecer indicações de prognóstico, independente de outros factores, tal como o performance status, permite que a avaliação da QdV possa ser usada para estratificar a população em ensaios clínicos[107].

Quando a QdVRS é avaliada no âmbito de um ensaio clínico, deve ser parte integrante das hipóteses em investigação (objectivos) e de forma alguma uma avaliação acessória. Deve ser formulada uma hipótese em relação às expectativas sobre a QdVRS no ensaio e, os resultados obtidos da sua avaliação devem ser adicionados aos objectivos tradicionais inerentes ao desenvolvimento de novos fármacos. Os instrumentos seleccionados não devem avaliar apenas a toxicidade tradicional dos fármacos ou simples estados de desempenho.

No contexto de ensaios clínicos, a QdVRS permite escolher entre terapêuticas com efeitos biológicos equivalentes. Estes estudos são muito importantes, em particular se pretendermos avaliar diferentes terapêuticas para a mesma patologia, especialmente em ensaios clínicos randomizados. Usualmente, nestes ensaios as atitudes terapêuticas têm efeitos diferentes; nesta situação, a opção é pela que proporciona melhor sobrevivência global.

Quando os clínicos têm que decidir entre dois tipos de terapêutica em que os resultados em termos de cura ou sobrevivência são semelhantes, esta deve ser tomada com base nos resultados da QdVRS[86].

Numa situação em que a expectativa de melhorar a eficácia é baixa, como por exemplo, na doença de Hodgkin localizada em que se espera cura em mais de 80% dos casos, é difícil melhorar significativamente estes valores. Assim, em ensaios clínicos futuros a orientação principal será no sentido de obter melhor QdVRS[108, 109].

A utilização da medida de QdVRS em Oncologia desenvolveu-se inicialmente, quer no âmbito de estudos descritivos, quer em ensaios clínicos randomizados.

Nos ensaios clínicos randomizados, a QdVRS era inicialmente um objectivo secundário em relação aos objectivos clássicos de taxas de resposta e sobrevivência. Os resultados obtidos nesses ensaios mostraram que os doentes apesar de não terem alterações significativas nos objectivos tradicionais, como a sobrevivência, apresentavam melhoria na QdVRS[110].

Demonstrou-se igualmente que terapêuticas mais agressivas, e apesar da sua maior toxicidade, podiam estar associadas a melhoria da QdVRS quando comparadas com terapêuticas menos tóxicas, mesmo em situações de terapêuticas paliativas[111].

No trabalho de Coates(1987)[112]que foi um dos primeiros ensaios clínicos em Oncologia a demonstrar de forma inequívoca a importância da QdVRS, verificou-se um maior benefício de um regime terapêutico em relação a outro, em doentes com cancro da mama metastizado. As doentes foram randomizadas para receberem ciclos de quimioterapia cada 3 semanas até à progressão da doença ou até se verificar toxicidade inaceitável (terapêutica contínua), ou para fazer apenas 3 ciclos de quimioterapia e retomar a terapêutica se se verificasse progressão ou recidiva da doença (terapêutica intermitente). Um auto-questionário de 9 itens com escala LASA foi usado para avaliar a QdVRS. A hipótese a ser testada era se o grupo da terapêutica intermitente tinha melhor QdVRS devido ao facto de se esperar menos toxicidade causada pela terapêutica. Contrariamente a estas expectativas, o grupo da terapêutica contínua teve uma melhoria em 7 das 9 escalas LASA (as excepções foram a escala da náusea e vómito, e a escala da dor) quando comparado com o grupo da terapêutica intermitente. Adicionalmente, quando os dados foram analisados verificou-se que o grupo da terapêutica contínua tinha uma sobrevivência significativamente mais longa. A conclusão foi de que os benefícios na QdVRS eram maiores no grupo da terapêutica contínua.

A terapêutica curativa dos osteossarcomas das extremidades tinha como atitude principal a amputação do membro. Era entendido que se fosse possível efectuar uma cirurgia com preservação do membro seria possível aumentar a QdV dos doentes. O trabalho de Sugarbaker demonstrou que a cirurgia conservadora de um osteossarcoma de um membro, associada à radioterapia, não foi superior na preservação da QdVRS comparativamente com a cirurgia de amputação[113]. Os doentes apresentaram mesmo pior mobilidade e mais alterações sexuais.

Os resultados obtidos nos ensaios em que a QdVRS era apenas um objectivo secundário, revelaram-se tão importantes, particularmente nas terapêuticas paliativas, que passou a ser um objectivo principal[103, 114].

Esta constatação veio de alguma forma a ser consagrada pelo facto de os principais grupos cooperativos da Europa, Canadá e EUA publicarem directivas encorajando a inclusão da QdVRS como um objectivo principal nos ensaios clínicos[115-117]. Tal posição foi adoptada por entidades reguladoras de aprovação de fármacos. No caso da investigação em Oncologia já a inclusão passa a ser obrigatória[118].

Dos ensaios clínicos realizados em Oncologia, e que avaliaram QdVRS, é possível obter informação com grande impacte para a prática clínica.

Quando os clínicos têm que decidir entre dois tipos de terapêutica em que os resultados em termos de cura ou sobrevivência são semelhantes, deve ser efectuado pela previsão de qual irá proporcionar a melhor QdV[86].

Ganz (1992)[119], comparou a QdVRS em mulheres com cancro da mama em estadios precoces, a quem foi dado a escolher entre fazer mastectomia ou cirurgia conservadora, como terapêutica primária. Os resultados mostraram que as mulheres submetidas a mastectomia tinham mais dificuldade com a selecção das roupas e problemas com a auto-imagem, enquanto que as mulheres que fizeram cirurgia conservadora tinham necessidades crescentes de intervenções psicológicas. A conclusão global do estudo foi que as mulheres que fizeram cirurgia conservadora não tinham melhor QdVRS do que as que fizeram mastectomia. A importância de partilhar este tipo de resultados com as doentes é indiscutível, permite informar e ajudar a tomar uma decisão, em conjunto com o médico, sobre o plano terapêutico. Assim a premissa que a preservação de órgão proporciona melhor QdVRS, não se aplica a todos os doentes.

O carcinoma de "não pequenas células" do pulmão, em estadios não cirúrgicos, era até há poucos anos uma neoplasia em que não se considerava útil efectuar quimioterapia.

Anderson (2000)[120] realizou um trabalho em 300 doentes com esta patologia, randomizados em 2 grupos: um para fazer gemcitabina (1g/m^2 dias 1, 8 e 15 em ciclos de 28 dias) e cuidados de suporte e outro para fazer apenas cuidados de suporte. O objectivo inicial era comparar a QdVRS definida pelo QLQ-C30 e pelo módulo QLQ-LC13. As dimensões de QdVRS mostraram uma melhoria significativa em 11 dimensões e agravamento em 3 dimensões, no grupo que fez a gemcitabina, enquanto se verificava apenas melhoria numa dimensão e agravamento em 3 dimensões no grupo que fez apenas cuidados de suporte. Não se verificaram diferenças na sobrevivência. Este trabalho é ilustrativo de que o uso da quimioterapia embora não aumente a sobrevivência pode melhorar o tempo de vida restante.

Nesta mesma patologia, diversos ensaios comparativos entre cuidados de suporte e quimioterapia não só demonstraram um aumento da sobrevivência como também melhoria da QdVRS[121].

A QdVRS foi avaliada em muitos outros ensaios de fase III, onde foi determinante para se saber se um tratamento era preferível a outro, por exemplo comparando dois regimes de quimioterapia em neoplasias do pulmão de não pequenas células em estadios não cirúrgicos[122, 123], quimioterapia versus cuidados de suporte em neoplasias de não pequenas células do pulmão, infusão arterial hepática *versus* quimioterapia paliativa convencional em doentes com metástases hepáticas de carcinoma colorectal[126], e escolha de terapêuticas anti-eméticas para as náuseas e vómitos induzidos pela quimioterapia[127].

Avaliar se uma terapêutica ou intervenção melhora a QdVRS comparativamente à situação inicial, é mais útil em ensaios de fase II do que em ensaios de fase III quando aplicada a cada um dos grupos. Por exemplo, um ensaio clínico que usou mitoxantrona e prednisolona *versus* prednisolona isolada, em doentes com cancro da próstata hormono-resistente, foi desenhado tendo como objectivo principal verificar a redução da dor sem aumento de consumo de analgésicos, e avaliar, como objectivo secundário, as alterações da QdVRS. Os doentes randomizados para o grupo que fazia apenas prednisolona, se não obtivessem melhoria da dor em 6 semanas, podiam iniciar mitoxantrona. Esperava-se que a sobrevivência fosse semelhante nos dois grupos. Um total de 161 homens foram randomizados. Houve uma melhoria da dor em 29% dos doentes do grupo da mitoxantrona, verificando-se esta melhoria apenas para 12% dos que fizeram prednisolona (p=0,01), que se manteve em média durante 43 semanas *versus* 18 semanas (p=0,0001). A QdVRS medida pelo QLQ-C30 e o módulo QLQ-POS melhorou em várias dimensões. Quando as medidas de QdVRS de cada grupo foram comparadas com a avaliação inicial, verificou-se uma melhoria nas primeiras 6 semanas em ambos os grupos, após as quais apenas o grupo da mitoxantrona continuou a mostrar melhoria em algumas dimensões da QdVRS. Quando a mitoxantrona foi adicionada, após 6 semanas de terapêutica de prednisolona sem sucesso, verificou-se uma melhoria da dor, da insónia e da QdVRS[114].

Num outro estudo, desenhado para avaliar os benefícios potenciais da terapêutica com temozolamida oral em doentes com recorrência de astrocitoma anaplástico, a QdVRS foi medida utilizando o QLQ-C30 e o módulo QLQ-BC20, tendo-se verificado uma melhoria em três ou mais dimensões de sete que foram pré-seleccionadas, em 58% dos doentes. Na maioria dos doentes que apresentavam melhoria (82%) constatou-se uma resposta completa ou parcial; no entanto em 59% dos doentes com doença estável não foi evidenciada melhoria na QdVRS[128].

Nestes exemplos fica evidente que a utilização da medida de QdVRS, em ensaios clínicos de fase II, pode proporcionar informações importantes, e que a sua incorporação neste tipo de ensaios deve ser mais frequente.

A importância da QdVRS nos ensaios clínicos é bem ilustrada pela sua inclusão em ensaios clínicos de fase I. No carcinoma renal metastizado foi efectuado um ensaio de fase I utilizando vacinas autólogas derivadas do tumor, a QdVRS foi avaliada e verificou-se que se mantinha estável ou melhorava durante o tratamento[129].

A importância do local do acompanhamento clínico após terapêutica, de mulheres que tinham cancro da mama assintomático, foi comparado em Inglaterra, randomizando-se as 296 doentes para fazerem o seguimento com o médico de família ou no hospital que efectuou as terapêuticas anti-neoplásicas[130]. As doentes efectuavam o SF-36, o QLQ-C30 e a "Hospital Anxiety and Depression Scale", na altura da randomização e 18 meses após. Não se verificaram diferenças estatisticamente significativas entre os dois grupos na incidência de recidiva, tempo para a confirmação de recidiva e na mortalidade. Também não se verificaram diferenças na QdVRS entre os dois grupos. Desta forma demonstra-se que não existe benefício para as doentes em fazerem o seguimento em centros oncológicos comparativamente a fazê-lo com o médico de família, solução esta muito mais económica.

Nas patologias neoplásicas em que a cirurgia é simultaneamente a principal atitude terapêutica, mas também causa mais importante de iatrogenia, a avaliação da QdVRS tem mostrado o seu valor. Nas neoplasias do pâncreas, o aperfeiçoamento da técnica de pancreatoduodenectomia com preservação do piloro, permitindo aumentar o tempo de sobrevivência dos doentes. No Trabalho de Otsuka[131], sobre esta atitude cirúrgica, constatou-se que a QdVRS diminuía dois meses após cirurgia, mas aos 6 meses tinha quase os mesmos valores que antes da intervenção; verificou-se ainda haver melhoria da dimensão física e agravamento da dimensão psicológica, alertando este facto para a necessidade de apoio específico nesta área, para melhorar a QdVRS.

De uma maneira geral os doentes com neoplasias colorectais que sobrevivem longo tempo, têm uma boa QdV[132-134].

Na cirurgia colorectal, é opinião comum que a presença de colostomias é um factor condicionante de má QdV. Num estudo recente, foi analisada a QdVRS em doentes com neoplasia do recto; verificou-se que os que tinham feito uma ressecção anterior baixa do recto (sem colostomia) tinham pior QdVRS do que os que tinham realizado uma amputação abdomino-perineal (com colostomia)[135].

A exenteração pélvica é por vezes a única atitude cirúrgica com intuito curativo, no cancro do recto localmente avançado; nos doentes em que se tem sucesso e se consegue longa sobrevivência, é tida como proporcionando má QdV, pois os doentes podem necessitar de 2 estomas; no entanto, numa população norueguesa, constatou-se que estes doentes não só não tinham pior QdV comparativamente aos doentes que só tinham 1 estoma, como a QdVRS era semelhante à população não oncológica (quando ajustada para idade e sexo)[136].

Nos últimos anos, a neoplasia da próstata localizada tem vindo a ser alvo de muita investigação e polémica, desde a validade do rastreio, até o fazer ou não fazer terapêutica[137]. Na vertente terapêutica, a braquiterapia é uma das mais recentes opções e é referida como proporcionando melhor QdVRS, principalmente porque pode fazer-se em ambulatório, contrariamente à prostatectomia radical que necessita de alguns dias de internamento e no mínimo 2 semanas de algaliação, ou em relação à radioterapia externa que habitualmente necessita de 7 a 8 semanas de terapêutica (5 dias semana). No entanto, não existiam estudos que confirmassem estas afirmações nos doentes que sobrevivem longo tempo à doença. Wei[138] publicou um trabalho, onde foi avaliada a QdVRS em 114 doentes que fizeram braquiterapia, 203 radioterapia externa e 896 prostatectomia radical. Concluiu-se que se observava uma eficácia semelhante em termos de recidiva e sobrevivência nos 3 grupos, mas os doentes submetidos a braquiterapia tinham várias dimensões da QdVRS significativamente piores, nomeadamente sintomas de irritação da bexiga, alterações do trânsito intestinal e disfunção sexual. Estes dados devem ser tidos em conta quando se propõe ao doente um procedimento terapêutico numa situação de neoplasia localizada da próstata.

Os estudos descritivos de QdVRS sugeriam que as pontuações obtidas poderiam ter significado prognóstico em relação à sobrevivência, sendo este superior ao que já se conhecia para o "performance status"[139-142]. Estes factos permitem utilizar a QdVRS na estratificação das populações envolvidas em ensaios clínicos de forma a criar grupos mais homogéneos; estes, por sua vez, podem fornecer informações mais precisas sobre as alterações encontradas na QdV.

Num trabalho realizado em doentes com cancro da mama metastizado, as pontuações obtidas com o "Spitzer Quality of Life Index" e com uma escala LASA de bem-estar físico ultrapassaram a escala de

Qualidade de Vida

performance ECOG como indicador de prognóstico de sobrevivência. A QdVRS mantinha-se como um factor de prognóstico independente quando se considerava o grupo terapêutico, o "performance status" e a resposta à terapêutica[106]. Outros autores constataram o mesmo tipo de resultados em doentes com neoplasia da mama[143], com melanoma maligno metastizado[144], e no mieloma múltiplo[145]. No entanto, nas neoplasias da cabeça e pescoço a QdVRS avaliada inicialmente não mostrou ser um factor preditivo de sobrevivência[146].. Usando o QLC-C30 em doentes com várias neoplasias (sendo os diagnósticos frequentes o cancro da mama, cérebro, ovário e pulmão), verificou-se que os que tinham pontuações de QdVRS global superior à média, tinham mais probabilidade de ter uma maior sobrevivência comparativamente não só aos doentes metastizados, mas a toda a população estudada que incluía um número significativo de doentes em estadios menos avançados[147].

Resultados semelhantes foram encontrados noutra população com vários diagnósticos de doença oncológica[148]. A QdVRS avaliada antes da quimioterapia também mostrou ser um factor de prognóstico de sobrevivência em doentes com neoplasia do pulmão de não pequenas células[141, 149, 150].

Em doentes com carcinoma colorectal[151] que efectuaram apenas cuidados de suporte, a QdVRS teve um valor preditivo de sobrevivência, não se verificando tal em relação ao número de metástases hepáticas. Ainda nesta patologia, a avaliação inicial da QdVRS antes da quimioterapia em 501 doentes foi um factor preditivo de sobrevivência, mostrando que os doentes que tinham pontuado abaixo da mediana ao fim de um ano só 38,3% estavam vivos, enquanto que os que pontuaram acima da mediana estavam vivos 72,5% (p=0,0001)[152]. Outros autores confirmaram estes resultados[153].

A avaliação da QdVRS, quer em ensaios clínicos, quer fora destes, pode permitir a detecção precoce de morbilidade e mesmo prever o que vai suceder com a terapêutica instituída. Num estudo em que foi avaliada a eficácia anti-emetogénica dos inibidores 5-HT$_3$, associados ou não à dexametasona, na prevenção das náuseas e vómitos após quimioterapia, verificou-se numa análise multifactorial que a dimensão da QdVRS "desempenho social", avaliado antes da quimioterapia, fornecia um factor preditivo de ocorrência dos efeitos adversos náuseas e vómitos, conjuntamente com potencial emetogénico da quimioterapia, sexo, terapêutica de manutenção anti-emética e existência prévia de náuseas e vómitos[154]; com estes dados é possível, nestes doentes, optimizar a terapêutica anti-emética.

Gotay e Moore[155] sobre a avaliação de QdVRS em ensaios clínicos propuseram:

- A QdVRS deve ser o principal objectivo, na maioria das situações de cuidados paliativos;
- Perante regimes terapêuticos com a mesma eficácia terapêutica, será de escolher o que condicionar melhor QdVRS;
- Uma nova terapêutica pode não aumentar a taxa de curas ou o tempo de sobrevivência, mas se melhora a QdVRS ou atrasar a sua degradação pode ser uma opção válida;
- O tratamento pode diferir consideravelmente na sua eficácia a curto prazo, mas a taxa de sucesso a longo prazo é elevada; neste caso deve-se ponderar a QdVRS.

Apesar do optimismo de quem desenha os ensaios clínicos para demonstrar o aumento de eficácia em termos de taxa de respostas ou de sobrevivência, tal pode não se verificar e, se tiver sido efectuada avaliação da QdVRS, esta pode ajudar a decidir se uma opção é melhor do que outra.

2.3.2. *Integração da Qualidade de Vida na Prática Clínica*

A QdVRS sendo já um dos objectivos principais nos ensaios clínicos em Oncologia, deve igualmente ser incorporada na avaliação do doente oncológico na prática clínica do dia-a-dia[139, 156].

No modelo biomédico tradicional, que continua a prevalecer na prática médica, os médicos e os cuidadores estabelecem objectivos para o doente e em relação a eles avaliam o progresso da situação clínica[157].

Stephens, em 1997, publicou um trabalho em que monitorizou 700 doentes com neoplasia do pulmão usando o "Rotterdam Symptom Checklist"[158]. Sempre que um doente respondia ao questionário, o médico assistente também o fazia. Quando comparados os resultados, verificou-se que os médicos subavaliavam os sintomas e o nível de desempenho funcional dos doentes. Esta diferença era ainda maior nos doentes que apresentavam sintomas mais graves.

Titzer[159], em 2001, apresentou os resultados de estudo efectuado em 163 doentes com neoplasias avançadas, onde foi efectuada uma comparação da avaliação da QdVRS feita pelo próprio doente e pelo médico, tendo constatado que apenas 54% das avaliações feitas pelos médicos se correlacionavam com as dos doentes.

Estes dois trabalhos são bem ilustrativos de como os clínicos necessitam de instrumentos que lhes permitam aumentar a eficácia na avaliação dos doentes. A avaliação da QdV é uma forma de podermos conhecer a percepção do doente sobre o impacto que lhe causaram o diagnóstico e a terapêutica.

Apesar da sua reconhecida importância, os conhecimentos existentes sobre QdV, têm ainda um impacto reduzido na prática clínica diária e no processo de tomada de decisões terapêuticas [11, 97, 160-163] e um papel formal da avaliação da QdVRS na prática clínica, paralelamente à consulta médica e aos exames complementares tradicionais, está ainda longe de ser uma realidade[164].

Frequentemente somos confrontados com a afirmação da existência de um certo antagonismo entre duração da sobrevivência e QdVRS. Na realidade não existe incompatibilidade, espera-se que ambas as componentes evoluam no mesmo sentido. Há vários exemplos de situações em que as atitudes médicas actuam no mesmo sentido, tais como a quimioterapia eficiente, transfusões, terapêutica anti-infecciosa, que aumentam a QdVRS e o tempo de sobrevivência. Há, no entanto, atitudes que promovem uma determinada componente em detrimento de outra, por exemplo, o aumento do tempo de vida acompanhado de degradação da sua qualidade. Nesta situação, a validade da terapêutica deve ser cuidadosamente avaliada, no sentido de a optimizar, procurando que a QdV não seja tão má que torne irrelevante o aumento de tempo de vida. A dificuldade está em encontrar o ponto óptimo, particularmente quando o pretendemos aplicar em termos individuais, isto é, na prática clínica diária.

De um ponto de vista psicológico e antropológico a QdVRS reflecte a percepção que o doente tem da doença e não a doença que realmente tem[165]. Os médicos concentram-se no processo da doença (fisiopatologia) e tentam resolvê-lo, frequentemente prestando pouca atenção à percepção que o doente tem da doença. Um exemplo é o diagnóstico precoce do cancro da próstata, num homem assintomático a quem é pedido um PSA que vem muito elevado e que conduz ao diagnóstico de cancro. O médico diagnosticou a doença enquanto o doente "estava bem". O diagnóstico e as terapêuticas subsequentes vão fazer com que o indivíduo se sinta doente, independentemente de ter ou não sintomas.

A medida da QdVRS é necessária, especialmente nos doentes oncológicos, se os clínicos quiserem ter a percepção do impacto da doença e dos tratamentos no dia a dia do doente.

Descrever os efeitos da doença e/ou da terapêutica é uma aplicação frequente da avaliação da QdVRS. Muitos ensaios clínicos têm sido efectuados com este intuito. Mencionamos alguns exemplos: avaliação dos receios dos doentes que fazem quimioterapia, por neoplasia da mama[166] ou por neoplasia da próstata; estudo do impacto dos efeitos da quimioterapia ou hormonoterapia adjuvante, em doentes com cancro da mama[168]; repercussão das náuseas e vómitos provocados pela quimioterapia[169, 170]. Estes, e outros estudos, permitiram aumentar o conhecimento sobre os resultados centrados no doente, e assim aumentar a capacidade de comunicação entre os doentes e as equipas prestadoras dos cuidados de saúde[171].

Apesar do reconhecimento da utilidade do uso da QdV na actividade clínica, raramente é utilizada neste contexto[11, 160-162, 172]. Alguns estudos foram publicados sobre este tema, avaliando o interesse da QdVRS na monitorização da progressão da doença ou da resposta à terapêutica, evidenciando problemas físicos ou psicológicos, permitindo assim melhorar a prestação de cuidados de saúde[173-177].

Em Oncologia, a avaliação da QdVRS é particularmente necessária para os clínicos terem a percepção do impacto da doença e tratamento no dia-a-dia do paciente[88]. As terapêuticas, podem ter iatrogenias graves e duradouras no tempo, pelo que a decisão de intervir deve ter em consideração, não só o tempo de sobrevivência, mas também a QdV durante e após o tratamento [13]. A importância de se avaliar a QdVRS ao referir que, quando os médicos têm necessidade de decidir entre dois tipos de terapêutica cujos resultados em termos de cura ou sobrevivência são semelhantes, essa decisão deve ser tomada com base nos resultados da QdVRS[86], devendo a avaliação da QdV ser introduzida nos processos de decisão clínica. Para além disso, permite monitorizar a doença e melhorar a comunicação da equipa de saúde com o doente[92, 161, 176, 178-181], detectar mais precocemente a morbilidade, permitindo uma intervenção terapêutica[92, 180, 181], e, mesmo, prever os resultados com a terapêutica instituída[154].

Os dados mais importantes e específicos para determinar a terapêutica ideal para um doente resultam, por ordem de importância, da experiência do próprio doente com a terapêutica, da experiência dos profissionais de saúde, quer ainda do conhecimento de casos relatados pelos colegas ou na literatura e, por fim, dos estudos baseados em populações. Teoricamente, os estudos populacionais ou ensaios clínicos controlados é que deveriam influenciar a terapêutica específica de um indivíduo. Mas no mundo real, a maioria dos clínicos continua a basear-se principalmente na experiência pessoal, para a tomada de decisões[65]. Pelas razões apontadas, é muito importante que o clínico disponha de instrumentos que o ajudem a avaliar de forma mais eficaz as suas atitudes em cada doente.

A avaliação da QdVRS é um procedimento que agrada aos doentes, e permite melhorar a sua satisfação com os cuidados prestados[182]. O simples facto de responder a um questionário pode melhorar a QdV dos doentes (efeito Hawthorne), o que, se bem que positivo, pode levantar-nos problemas de interpretação dos resultados[183].

Alguns autores afirmam mesmo a possibilidade de a avaliação da QdV por si só ter efeito terapêutico[184]. Do ponto de vista psicanalítico, toda a técnica que reforce a capacidade de "ouvir" da equipa assistencial, tem um efeito terapêutico. Os questionários vão reforçar no médico a realidade que é a relação médico-doente.

Existe uma ampla evidência de que os médicos subestimam o "stress" psicológico dos doentes e frequentemente não diagnosticam casos graves de ansiedade ou depressão[185]. Os inquéritos de diagnóstico de "stress" psicológico aumentam a identificação de doentes que necessitam de intervenções específicas do âmbito psiquiátrico[186] e, paralelamente, melhoram a relação médico-doente[92]. Apesar de se saber que esta técnica diagnostica mais vezes ansiedade e depressão do que a intervenção directa dos médicos ou enfermeiros[72], ela continua a ser raramente usada na prática clínica[187].

A situação do uso em Oncologia, no âmbito das consultas, de inquéritos multidimensionais é semelhante ao descrito para os instrumentos de "stress" psicológico. A avaliação formal da QdVRS, forneceria aos clínicos informação adicional, que poderia ajudar a detectar mais precocemente a morbilidade, permitindo uma intervenção terapêutica. Apesar disso existe muito pouca investigação nesta área, e muito menos utilização na prática clínica.

O uso do questionário de QdVRS permite aos doentes descrever melhor as suas queixas e os efeitos adversos do tratamento, o que compensa alguma insuficiência de valorização desses eventos que possa existir durante a consulta.

48 *Qualidade de Vida e Oncologia*

O uso de informação estandardizada da QdVRS facilita a comunicação entre médicos e doentes, e pode ser o primeiro passo para implementar o uso da QdVRS no dia-a-dia[179]; desta forma o conteúdo e a qualidade dessa informação pode influenciar decisões sobre a terapêutica[188].

O oncologista tem a responsabilidade de explicar as diversas opções terapêuticas, apresentando ao doente as probabilidades de se conseguir cura ou longa sobrevivência, de ocorrerem efeitos adversos e qual o seu impacto na QdVRS. A melhor forma de fazer esta abordagem é através da partilha de tomada de decisões, devendo o clínico neste processo avaliar os valores e objectivos do doente, e propor uma estratégia terapêutica que se lhes adeqúe. Por exemplo, foi constatado que os doentes mais novos e com filhos menores eram os que com maior frequência aceitavam fazer terapêuticas mais tóxicas, mesmo que a probabilidade de cura ou de longa sobrevivência fosse baixa[189].

Aplicar os dados de actividade e eficácia, obtidos nos ensaios clínicos, aos doentes é na verdade a arte de ser oncologista. No processo de tomada de decisão partilhada o médico é frequentemente confrontado com perguntas do tipo "Se fosse um familiar seu o que fazia?", a resposta só é possível com o saber, e o saber ser, inerente a qualquer atitude médica, sendo neste contexto o conhecimento da possível QdVRS fundamental.

Não quer isto dizer que a QdV não tenha tido importância em Oncologia até agora; os oncologistas, na sua prática clínica, sempre tiveram este conceito implicitamente presente embora de maneira informal. A pergunta tão frequente no início de uma consulta, "Como se sente hoje?", pode ser entendida como uma forma de inquirir sobre a QdV global. Outras perguntas, descrição de sintomas ou comentários feitos pelo doente, são elementos fundamentais da comunicação médico-doente. No entanto os dados obtidos da literatura revelam que a capacidade dos médicos obterem informações relevantes dos doentes é muito variável; paralelamente muitos doentes não conseguem transmitir os seus problemas ao médico[190-195]. Mesmo médicos experientes subestimam ou sobrestimam muitos aspectos do desempenho físico e psicológico de um grande número de doentes[194, 196-199], frequentemente subestimam o nível dos sintomas e de desempenho dos doentes, mas têm tendência a referir que os doentes têm uma pior QdV do que a referida pelos próprios [72, 200]. Num estudo em que os questionários de QdV revelaram a existência de sintomas (fadiga, depressão, dor, alterações do sono) em 44% dos doentes, tinham sido considerados pelos médicos como assintomáticos[201]. Estes dados são sugestivos de um potencial benefício para os doentes ao responderem aos questionários de QdV.

Alguns doentes que aparentemente estão gravemente doentes são no entanto capazes de realizar a maioria das suas actividades diárias. A QdVRS não pode ser inferida de aparências, é necessário uma avaliação rigorosa[65].

A introdução do conceito de QdV na rotina diária do doente oncológico é ainda inovadora. No entanto, alguns estudos demonstram que este procedimento é exequível[7, 179], tendo um papel facilitador na comunicação médico-doente, ajudando à identificação de problemas do doente e, eventualmente, permitindo ao médico discuti-los durante a consulta. Receava-se que este procedimento pudesse aumentar o tempo de consulta, no entanto isso não se verificou. A informação fornecida permitiu-lhes ainda aumentar a eficácia da entrevista: constatou-se que os médicos detectaram um maior número de problemas.

Apesar da avaliação da QdVRS não ser um método invasivo, e ser bem aceite pelos doentes, tem no entanto obstáculos à sua aplicação. As barreiras podem ter origem nos prestadores de cuidados de saúde, por terem a percepção negativa sobre a utilidade dos instrumentos disponíveis, preocupações metodológicas (ex. fiabilidade e validade das medidas) e considerações de ordem logística (ex. facilidade de administração e interpretação, e custos). A falta de conhecimentos[202] e de experiência do médico na avaliação da QdVRS são dois dos obstáculos mais importantes ao uso rotineiro da QdVRS[11, 161]. Uma das implicações da inexperiência dos médicos é referirem que os questionários vão diminuir a comunicação directa do doente com o médico[203], no entanto a experiência tem revelado precisamente o contrário. Os prestadores de cuidados de saúde referem que a avaliação da QdVRS tem permitido ajudar a identificar problemas dos doentes e melhorar a comunicação[161, 178-181]. Alguns médicos duvidam da capacidade dos instrumentos medirem a variação individual; esta é uma preocupação especial nos doentes oncológicos, que num curto espaço de tempo podem apresentar alterações significativas do estado de saúde[204]. As modernas técnicas psicométricas (Modelo de Rasch e "Item Response Theory") vêm permitir maior clarificação, pelo uso de medidas mais rigorosas e com maior poder discriminativo, particularmente a nível individual[205, 206]. Muitos médicos consideram que a avaliação da QdVRS é complexa, demora muito tempo, e que o tempo da consulta vai ser aumentado; no entanto na área logística a barreira mais significativa é a demora entre a realização do teste e a apresentação dos resultados, o que está directamente relacionado com as dificuldades em obter as pontuações dos questionários. A maioria dos questionários requer um procedimento para se obter as pontuações, que pode ser manual ou informatizado.

Os custos são mais um obstáculo a vencer, os próprios doentes podem muitas vezes responder aos questionários, ou então serem ajudados pelos cuidadores, e a este procedimento podemos rotulá-lo de baixo custo. Mas é necessário ponderar o custo de um perito que avalie os resultados e os torne perceptíveis para os clínicos poderem tomar decisões.

A decisão de integrar a avaliação da QdVRS na prática clínica, levanta alguns problemas. O questionário deve ser respondido e os resultados calculados antes da realização da consulta. O relatório produzido deve ser breve e informativo. O seu objectivo é facilitar a consulta e, eventualmente, poupar tempo[33].

Os resultados devem ser apresentados de uma forma fácil de compreender, permitindo a discussão de aspectos específicos da QdVRS que tenham sido identificados como "problema"[161, 178, 181, 207]. A apresentação dos resultados da avaliação da QdV de uma forma gráfica permite a sua rápida avaliação qualitativa e transforma-se num instrumento de diagnóstico, tal como um ECG[7]. Esta forma de expressar a QdV, pode ser entendida como uma avaliação qualitativa. Tradicionalmente, a investigação da QdV é quantitativa. No entanto a informação individual perde--se no processo de análise estatística. A análise qualitativa é uma forma de dar significado aos números. A importância da forma de apresentação dos dados clínicos e a sua influência nos cuidados prestados estão demonstrados na literatura[208, 209].

Os médicos vão necessitar de treino. É crucial que para além de um conhecimento geral a QdVRS esta seja bem compreendida para permitir interpretar os resultados, para que estes sejam integrados na decisão médica[7, 161, 179, 180, 210, 211]. A inclusão nos currículos médicos de formação sobre QdVRS é um avanço fundamental para que esta seja utilizada[172].

A incorporação da QdVRS na prática clínica só trará benefícios, quer para os médicos, quer para os doentes[204].

O significado da medida de QdVRS obtida e da variação desta é fundamental para que os clínicos a integrem na prática clínica. O interesse de atribuir um número à QdVRS (medir) é, entre outras possibilidades, podermos comparar 2 avaliações em tempos diferentes, para sabermos qual o sentido da evolução. Para que exista utilidade nesta operação é necessário atribuir um significado à variação e, neste caso, um significado com utilidade para o doente. Assim surge na literatura a expressão "diferença mínima com significado clínico", que representa a medida mais pequena numa escala de QdVRS, que represente uma melhoria perceptível pelo doente[212].

Pequenas variações de pontuação numa escala de QdVRS (por exemplo 5 pontos numa escala de 0-100) podem ter um alto significado estatístico (por exemplo p=0,001) quando o número de indivíduos é grande (várias centenas). Os clínicos ao verem estes valores de variação tão pequenos interrogam-se sobre qual o significado que este valor tem para eles ou para o doente. A relevância da variação da pontuação da QdVRS depende da perspectiva do potencial utilizador da informação. Assim, uma pequena variação afectando uma grande população pode ter muito interesse para os epidemiologistas ou para as entidades que têm que tomar decisões no âmbito da saúde, enquanto que os clínicos podem só tomar decisões (por exemplo suspender um tratamento com quimio-terapia) quando essa variação for muito maior. Uma possível abordagem deste dilema é avaliar qual a diferença percebida como significativa pelo doente. O médico deve então ter em conta esta alteração, mesmo saben-do-se que ela tem um significado subjectivo, independentemente dela condicionar ou não alterações aos cuidados globais a prestar ao doente. Como os doentes são a fonte de informação e é uma abordagem centrada no doente, esta informação tem que ser integrada com toda a outra exis-tente sobre o doente; história clínica, exame clínico e exames comple-mentares.

Osoba[213] investigou este conceito nos doentes oncológicos utili-zando uma metodologia experimentada em doentes com asma[212, 214]. A doentes com cancro da mama metastizado ou cancro do pulmão de pequenas células foi pedido que respondessem ao QLQ-C30 e a um questionário de significância subjectiva. Este último questionário pedia aos doentes que referissem se tinha havido alguma alteração em três domínios funcionais (físico, emocional e social) e a resposta era dada utilizando 7 níveis possíveis que variavam desde "sem alteração" até "muito pior". Verificou-se que os doentes que respondiam ter sentido "uma pequena alteração" tinham uma variação de pontuação entre 5 e 10 na escala global do QLQ-C30; nos que tinham uma alteração moderada, a pontuação variava de 10 a 20 e nos que referiam que a alteração tinha sido muita, a variação era superior a 20. Estes resultados permitem inter-pretar as variações das pontuações de QdVRS em termos da variação percebida pelo doente e utilizar essa informação para a tomada de decisões. Assim, existe um intervalo numérico que nos permite agrupar doentes, segundo a variação da QdVRS: sem variação, pequena, moderada ou grande variação. Desta forma, tal como se faz para os parâmetros clínicos clássicos (ex. os estadios), podemos agrupar os doentes, e dar esta informação quer ao próprio doente, quer ao médico.

Esta área de investigação, que em termos psicométricos podemos designar por "poder de interpretação", procura definir como podemos atribuir significado qualitativo a valores quantitativos obtidos pelo instrumento.

3. METODOLOGIA DA AVALIAÇÃO DA QdV

3.1. Quem Deve Avaliar a Qualidade de Vida

A metodologia para o estudo da QdV tem vindo a desenvolver-se muito rapidamente. A questão principal é "Quem deve avaliar a qualidade de vida?". A resposta mais frequente é "o próprio doente".

Na tentativa de definir QdV, vários autores usaram frases como:

- *"the degree to which an individual succeeds in accomplishing his desires"* (Gerson 1976)
- *"quality is a comparative property ... a comparison of the qualities this patient now has with the qualities deemed by this patient to be normative and desirable..."* (Keyserlingk, 1979).
- *"the extent to which a person hopes and ambitions are matched or fulfilled by experience"* (Calman 1984)[60]

Nestas definições o uso de termos como "grau", "extensão" ou "comparação", implicam que haja uma norma na mente do doente que lhe vai permitir uma comparação. Se o critério normativo é o do doente, então ele próprio deverá fazer a avaliação da sua QdV. É, assim, aceite que o doente é a fonte mais apropriada para dar informação acerca da sua QdV[215, 216] pois o estado de saúde é subjectivo e a QdV correspondente a um atributo pessoal[216, 217]. Desta forma, os questionários auto-preenchidos são os mais usados para estas avaliações.

Porém muitas vezes, o indivíduo não está capaz ou disposto a dar informação sobre a sua QdV, e assim de completar um questionário de QdV[218, 219].

De facto, existem grupos de doentes para quem responder aos questionários poderá ser difícil, nomeadamente para aqueles que apresentam dificuldades cognitivas e de comunicação, problemas de compreensão, ou para os doentes terminais[215, 219].

Nos cuidados paliativos o estudo da QdV é difícil, devido à fraca condição cognitiva. Normalmente, os doentes terminais encontram-se muito fracos para completar os questionários, e o seu estado psicológico, emocional e espiritual, pode constituir uma dificuldade para cooperarem. Além disso, devido à rápida deterioração do estado dos pacientes, a perda de informação pode ser substancial. No entanto, a investigação da QdV em doentes terminais é muito importante, pois o principal objectivo da equipa dos cuidados paliativos é proporcionar aos doentes, a manutenção de uma vida final com qualidade e dignidade[220].

Nas opções paliativas e nos cuidados terminais os problemas são ainda mais difíceis. O uso de formas de avaliação da QdV durante as atitudes paliativas gera um grande número de problemas: conceptuais, metodológicos e éticos. Do ponto de vista conceptual, a questão é se estamos a avaliar a QdV ou a qualidade do "processo de morte". É claro que podemos dizer que vida é vida até ao fim, mas tem de haver uma forma de avaliarmos a qualidade de cuidados paliativos prestados ao doente terminal; temos que ter uma forma de avaliar o "processo de morte". Nesta situação, é necessário ter uma visão clara sobre a avaliação das diferentes dimensões (física, psicológica, social e espiritual) da QdV global. O método de avaliação necessita de ser especificamente concebido para esta fase crítica da vida, já que os doentes estão frequentemente muito debilitados e desta forma a auto-avaliação é pouco prática.

Em tais circunstâncias, um método usual consiste em recorrer a um cuidador (profissionais de saúde; familiares; outros significativos ou amigos)[216, 219, 221] ou a registos médicos[180], como fontes alternativas de informação.

O uso dos cuidadores como fontes alternativas de informação da QdV do doente facilita as decisões médicas e resolve os problemas relacionados com os dados que faltam em estudos longitudinais de QdV[200].

Um dos problemas levantados pela avaliação da QdV do doente através do cuidador é se a informação dada por este é suficientemente próxima à dada pelo próprio em condição de se auto-avaliar. Uma forma de verificar a validade dessa informação é comparar as respostas de ambos[222]. Além disso, a investigação da QdV do doente através do cuidador é limitada, e os resultados são influenciados pelas características quer do doente, quer do próprio cuidador, assim como são influenciados pelos domínios de QdV avaliados [200].

Os estudos que analisam o recurso a outros significativos como fontes de informação alternativa para aceder à QdV dos doentes, procuram correlacionar as respostas dos doentes com as do cuidador (correlação) e calcular a diferença de médias entre as avaliações do doente e cuidador. O primeiro método dá-nos o grau de acordo entre as respostas do doente e cuidador, o segundo método permite determinar a direcção das respostas do cuidador, ou seja, se este avalia o doente como estando pior, melhor do que o que é avaliado pelo próprio doente, ou se não existem diferenças entra ambas as avaliações.

3.2. Avaliação da QdV do doente através do profissional de saúde

Existem vários estudos publicados, relacionados com a avaliação da QdV pelo profissional de saúde, especialmente no que respeita ao valor dos outros significativos no acesso à QdV dos doentes. Este tema é estudado em várias populações de doentes: esquizofrenia, Alzheimer, 3.ª idade, sobreviventes de acidentes vascular cerebral, cancro e doentes epilépticos.

Os observadores frequentemente são maus avaliadores quer dos sintomas, quer da QdV em geral. Em relação às respostas obtidas nos questionários, a correspondência entre doentes e cuidadores é baixa. Tem sido afirmado que diferentes observadores ao medir a QdVRS de um doente, frequentemente têm resultados diferentes[223]. Esta varia com a dimensão que é avaliada. Como é de esperar, nos sintomas ou sinais cuja observação é directa o nível de correlação é razoável.

Habitualmente os cuidadores subestimam o impacto psicológico dos sintomas. Sintomas como a dor, náusea e vómito, são sintomas muito frequentes, e são por isso muitas vezes ignorados. Os familiares ou cuidadores, no que respeita a limitações do desempenho funcional tendem a considerar o doente pior do que se constata na avaliação feita pelo próprio[218, 224]. Para outro tipo de morbilidades, o doente refere mais problemas, logo seguidos pelos cuidadores e por fim pelos médicos. Existem doentes para os quais os registos clínicos não referem problemas e a realidade não é essa[225]. Estes dados têm uma grande importância clínica, pois sugerem que os médicos devem estar mais atentos à percepção que o doente tem do seu estado de saúde, e devem ter cuidado na interpretação dos relatos efectuados pelos cuidadores.

A dificuldade que os clínicos têm em detectar os aspectos mais subjectivos da QdV do doente, pode ser devida ao facto de subestimam o estado de saúde dos doentes[216]. Os cuidadores de saúde tentem a depreciar a dor intensa dos seus doentes e não dão valor ou falham no reconhecimento de dificuldades funcionais que são reveladas pelos doentes. Além disso, os clínicos relatam maior disfunção do que a referida pelos próprios doentes[216].

Numa comparação[226] das diferenças de percepção da doença, tratamento e cuidado em doentes com cancro do pâncreas, efectuada entre estes e os profissionais de saúde. Os sintomas e efeitos secundários do tratamento foram considerados relevantes para ambos os grupos. Porém, se para os profissionais de saúde, a QdV é percebida como sendo proporcional à gravidade dos sintomas, para os doentes os sintomas não são considerados como responsáveis pela fraca QdV. Neste estudo existiu um acordo moderado entre as respostas do doente e dos profissionais de saúde no QlQ-C30 da EORTC. No entanto, os profissionais de saúde tendem a ter uma visão mecanicista e vêm o impacto de cada sintoma ou problema como afectando directamente a percepção de QdV, apesar da percepção dos doentes sobre a sua QdV ser mediada pelo processo de coping, e por outras variáveis psicossociais.

Uma análise efectuada[218] à concordância da medida de QdV em doentes terminais, efectuada por estes e pelos prestadores de cuidados, constatou-se existir uma fraca concordância entre os aspectos psicossociais, o que é consistente com o observado noutros estudos[200].

Sintomas como dor, náusea e vómito, são frequentemente esperados pela equipa assistencial, e, portanto, mais facilmente desvalorizados[218]. Existe um acordo razoável entre as respostas do cuidador de saúde e as do doente para a maioria dos sintomas físicos e itens funcionais, mas acordo fraco para os sintomas psicossociais[200, 218]. Segundo Brunelli et al. (1998), para os domínios de QDV menos visíveis, menos concretos e mais privados, o acordo é geralmente pobre. Os cuidadores de saúde tendem a focar-se mais nos problemas físicos da doença do que nas preocupações psicossociais durante o tratamento da doença e, consequentemente, o stress psicossocial não é o seu foco principal.

Há, desta forma, uma tendência geral para os cuidadores de saúde subestimarem o impacto psicológico dos sintomas[218], e as capacidades funcionais e sintomas [72, 185, 200]. A exactidão dos cuidadores de saúde na avaliação de QdV dos doentes está mais dependente das dimensões de QdV sob consideração do que de outros factores[200, 216, 218].

Os profissionais de saúde têm tendência a referir que os doentes têm uma melhor QdV do que a referida pelos próprios[73].

Num estudo efectuado para comparar a avaliação efectuada por doentes e por médicos relativamente aos eventos que ocorreram durante o management dos doentes com neoplasias colorectais, as pontuações de QdVRS obtidas pelos médicos eram 12% inferiores (p=0,0001) às dos doentes[153]. Este tipo de dados, onde se verifica a discrepância de respostas entre médicos e doentes, na mesma patologia, foram também constatados por outros autores[110, 201].

Num outro estudo em que os questionários de QdV revelaram a existência de sintomas (fadiga, depressão, dor, alterações do sono) em 44% dos doentes, estes tinham sido considerados pelos médicos como assintomáticos[88, 153].

Velikova et al. (2001)[180] realizaram um estudo em que se pretendeu examinar a concordância entre a QdV relatada pelo próprio e o curso da doença, tal como se encontra descrito nos registos médicos. O objectivo era comparar as respostas do doente com o tradicional método clínico (representado pelos registos médicos). Para a realização do estudo, foi usado o QlQ-C30, da European Organization for Research and Treatment of Cancer (EORTC), e os registos médicos de cada doente. Neste estudo, os doentes relataram problemas funcionais e sintomas no QLQ-C30 que eram mencionados nos registos médicos. A maior concordância entre os registos médicos e o questionário foi observada na dor, 39% dos registos mencionava dor e 45% dos pacientes relatou pouca e 23% dor moderada. Os autores concluíram que existiu alguma concordância, mas, no total, a concordância não foi elevada, particularmente para sintomas como a fadiga e para as escalas funcionais.

A aceitação, por parte dos doentes, de um aumento de toxicidade da terapêutica e uma diminuição da QdV, mesmo que a possibilidade de cura ou o ganho em termos de sobrevivência seja modesto, é mal avaliada. Quase todos os doentes, perante duas opções terapêuticas ou entre fazer uma terapêutica agressiva versus cuidados de suporte, vão escolher a modalidade na qual acreditam ir ter melhores possibilidades de sobreviver, independentemente do efeito na QdV. Os médicos e enfermeiras facilmente dizem que o doente não vai aceitar essa toxicidade quando os benefícios esperados são poucos, no entanto muitas vezes essa não é a realidade[19].

Estes dados sugerem, mais uma vez, que deve ser o doente a responder aos questionários de QdV. É necessária uma particular atenção quando se recorre aos profissionais de saúde como fontes de informação alternativa para aferir a QdV do doente. Além disso, sugerem que devia ser determinado se a informação fornecida pelos outros significativos do doente é mais exacta e mais válida.

3.3. Avaliação da QdV do doente através do cuidador informal

Outros cuidadores, para além dos profissionais de saúde, também têm sido estudados como fontes alternativas de informação para aceder à QdV do doente. Os familiares, no que se refere a limitações do desempenho funcional, tendem a considerar o doente pior do que se constata na avaliação feita pelo próprio[218].

Numa comparação das respostas do doente com as dos cuidadores de saúde e cuidadores informais, constatou-se que ambos podem ser usados como fontes de informação alternativas para aceder à QdV dos doentes[227]. A maioria das correlações entre as respostas do cuidador e do doente variaram entre 0,40 e 0,60 (acordo moderado). O desacordo não estava dependente do tipo de cuidador (cuidador de saúde/cuidador informal), mas sim influenciado pela dimensão de QdV sobre consideração e estado clínico do doente. Melhor acordo foi observado para questões concretas: actividades diárias, dor e para os doentes com muito ou pobre performance.

Num estudo efectuado por McCusker e Stoddard, a correlação entre o doente e o cuidador informal é moderada. Os doentes relatam melhores resultados para as escalas físicas, enquanto que os cuidadores relatam melhores resultados para as escalas psicossociais[228].

Para Rothman et al. [224] as respostas dos cuidadores e doentes encontram-se altamente correlacionadas para as dimensões físicas, no entanto, para a dimensão psicossocial, a correlação é fraca, o que sugere que os cuidadores não são bons avaliadores, nem podem substituir a informação dada pelo próprio para esta dimensão.

Para Sneeuw et all (1997)[229], a correlação entre doente cuidador é moderada. Os cuidadores reportam mais incapacidade do que a referida pelos doentes.

O acordo entre cuidador e doente é maior para aspectos que são facilmente observáveis e concretos – dimensões físicas – (como, por exemplo, a capacidade de movimento, caminhar), do que para aspectos ou funções que são mais dificilmente observáveis – dimensões psicossociais – (tal como impacto financeiro causado pela doença ou avaliação global do estado de saúde)[230]. Além disso, a avaliação da QdV do doente através de um cuidador tende a ser mais exacta quando é efectuada por cuidadores que sejam membros próximos da família e que vivem com o doente[231]. Os cuidadores tendem a depreciar o desempenho do doente e podem exagerar a disfunção do doente como consequência da carga que é percebida[230].

Sneeuw, et al, (1997)[227] examinaram o acordo entre doente com cancro do sistema nervoso central e os cuidadores que não são profissionais de saúde. O acordo variou de moderado a bom, sendo que o cuidador avalia o doente como tendo pior QdV do que é avaliado por ele próprio. Ao longo do tempo, o acordo menor foi observado para os doentes mais incapacitados, ou com confusão mental. Concluíram que ambos dão informação similar sobre a QdV dos doentes. Baixos níveis de acordo podem ser esperados para aqueles doentes cuja necessidade dos cuidadores é mais evidente.

Em geral o grau de acordo entre cuidador e doente é influenciado por diversos factores, aumenta quando o nível de educação do cuidador é maior[224]. O género, estado civil e nível socio-económico do cuidador parecem não ter influência sobre o grau de acordo. Por outro lado, quanto mais avançada é a idade do cuidador, menor é o grau de acordo entre doente e cuidador. O acordo é também maior se o cuidador viver com o doente[224, 230].

Epstein, Hall, Tognetti, Son e Conant, (1989)[232], compararam as respostas do cuidador informal com as do doente no que diz respeito à saúde global, estado funcional, actividade social, saúde emocional e satisfação com os cuidados médicos. A correlação entre ambos é moderada a alta para as actividades sociais, saúde global e estado funcional e menores para a saúde emocional e satisfação com os cuidados. Os cuidadores relatam saúde emocional e satisfação menor do que a que é relatada pelos doentes. Para a saúde global, estado funcional, e actividade funcional, não se verificam diferenças estatisticamente significativas entre ambos.

Pickard, Johnson, Feeny, Shuaib, Carriere e Nasser (2004)[233], mostraram que o acordo entre o paciente e o cuidador varia entre moderado a elevado (r=0,70). No entanto, quando se avaliavam as mudanças na QdV, o acordo entre ambos é geralmente menor (r<0,60).

Quando se compararam as respostas de QdV dadas por pacientes com cancro da próstata metastizado com as das suas esposas[234]. A maioria das correlações variou entre 0,40 a 0,75 (moderada a bom). A correlação menor foi de 0,40 para duas medidas de funcionamento sexual. Concluíram que as respostas das esposas se correlacionavam bem com as dos doentes em relação a funcionamento físico, psicossocial, sintomas e QdV global. Por outro lado, alertam para a qualidade da informação no domínio do funcionamento sexual.

Numa avaliação do acordo das respostas entre doentes com cancro na mama metastizado, cancro na próstata com os seus companheiros e médicos[235] constatou-se que os médicos subvalorizam nas mulheres com cancro da mama metastizado a QdV global, funcionamento social e desempenho, enquanto que os companheiros dessas mulheres mostram maior grau de acordo. Nos doentes com cancro na próstata, os médicos subvalorizam a dor, enquanto que a correlação entre os doentes e respectivas esposas era maior. Assim, concluíram que as decisões médicas devem ter em consideração as informação obtidas junto dos familiares, neste tipo de patologias.

Num estudo onde se pretendeu estudar se os outros significativos podem fornecer informação útil para avaliar a QdVRS dos doentes oncológicos, foi examinado o grau de acordo entre doente e cuidador através das respostas obtidas no QlQ-C30 da EORTC[215]. Verificaram-se correlações entre 0,46 e 0,73, o que indica um grau de acordo entre doente e cuidador, moderado a elevado. No que respeita aos domínios do QlQ-C30, o grau de acordo foi geralmente razoável. Verificou-se que o grau de acordo entre doente e o próximo varia ao longo das sub-escalas do QlQ-C30. Nas escalas específicas do QlQ-C30, as correlações entre ambos foram geralmente moderadas a boas. Estes autores afirmam que as respostas, de doentes e cuidadores, podem estar relacionadas com outros indicadores de saúde e funcionais do doente, e podem ser confundidas com a dimensão de outras características (variáveis sócio-demográficas, própria saúde e bem-estar dos cuidadores). Os cuidadores vêem os doentes como tendo baixos níveis de funcionamento físico, emocional, social e desempenho, uma menor QdV global, e maior grau de sintomas, como náusea e vómito, dor e insónia. No geral, consideram o doente com pior QdV do que a referida pelo próprio. Afirmam também, que, apesar de muitas vezes o cuidador fornecer informação diferente, ele é capaz de fazer distinções claras entre vários aspectos da QdV do doente oncológico. Os cuidadores revelam mais preocupações com o estado de saúde do doente do que ele próprio. Uma explicação poderia ser que os membros da família consideram-se como observadores que pouco podem influenciar a evolução da doença e o tratamento dos doentes. Por outro lado, os doentes, podem resolver preocupações fixando objectivos próprios, como completar o seu tratamento. Para além disso, também recebem mais contacto directo e apoio de profissionais da saúde do que os seus familiares. Uma explicação alternativa é que o baixo nível de preocupação revelado pelos doentes, comparado com a dos seus familiares, é, pelo menos, em parte devido à negação.

Em alguns estudos realizados[227, 229, 230], os baixos níveis de concordância entre cuidador e doente são mais observados para aqueles doentes que têm dificuldades de funcionamento. Contudo, o mesmo não é observado noutros[236, 237], em que as diferenças na avaliação da QdV entre doente e cuidador não revelaram estar relacionadas com o nível de funcionamento do doente.

Uma diferença significativa entre as respostas do cuidador e doente tem sido constatada[238, 239].

Nos doentes com dificuldades de comunicação[229], é necessário cautela no uso de informação dada pelos cuidadores para avaliar a QDV pois provavelmente os cuidadores vão exagerar a depreciação da QDV desses doentes.

Uma dificuldade básica relativamente ao uso das respostas do cuidador é que este usualmente é apenas chamado quando os doentes não estão capazes de responder por eles próprios. Isto significa que aqueles doentes que são capazes de responder sobre a sua qualidade de vida têm características diferentes daqueles doentes cujos cuidadores são requeridos para o fazer. Estas diferenças incluem capacidades de comunicação, comportamento adaptativo e dificuldades cognitivas, intelectuais. Consequentemente, a fonte de informação (cuidador ou doente) e as características do doente são confundidas. Assim, qualquer diferença entre as respostas do doente e as do seu cuidador pode dever-se às discrepâncias da fonte de informação ou podem estar relacionadas com as diferenças nas características dos dois grupos de doentes[219].

A dificuldade em recolher informação junto de doentes terminais é grande, existindo grande perda de informação devido às suas condições, cooperação e relutância em participar de estudos de QdV. O objectivo dos serviços paliativos é manter a melhor QdV possível, e este objectivo só é alcançável se se assegurar uma investigação nesta área do conhecimento. No entanto, a investigação sobre QdV nos cuidados paliativos sofre de muitas limitações metodológicas, que podem ser parcialmente ultrapassadas, recorrendo à informação dada pelos cuidadores[220]. O uso de um cuidador próximo é crucial, e a informação que este dá, tem sido considerada útil, em pelo menos alguns domínios de QdV[220]. Discrepâncias mínimas entre as avaliações do cuidador e as do doente não devem ser interpretadas como evidência de fraca qualidade da informação dada pelos cuidadores [218] No entanto, é necessário ter cuidado na interpretação dos resultados de QdV nos questionários que são completados por estes[240].

Todos estes dados obtidos dos estudos onde a concordância das respostas entre doentes e cuidadores tem sido avaliada têm uma grande importância clínica, pois sugerem que os profissionais de saúde devem estar mais atentos à percepção que o doente tem do seu estado de saúde, e devem ter cuidado na interpretação dos relatos efectuados pelos cuidadores.

3.4. Como Avaliar a Qualidade de Vida

No doente oncológico, a nível individual, há vários determinantes na QdV, que podem apresentar variabilidade quer intra quer inter individual, estando estas relacionadas com: o tipo de personalidade; a terapêutica efectuada; a própria doença oncológica, nomeadamente o seu prognóstico; o nível cultural e o suporte social que o doente tem. Os processos de aceitação e de negação são factores muito importantes na modelação da variabilidade. São todas estes determinantes, que influenciam a QdV, que têm de ser avaliados.

A anamnese, entrevista médico-doente, é o meio mais rico para se obter informações sobre os doentes. Para que tal aconteça de uma forma ideal, são necessários requisitos que nem sempre estão presentes, como o tempo suficiente e um ambiente adequado. O uso de uma técnica de entrevista correcta, para que se tenha a percepção da mensagem que o doente quer transmitir, é fundamental. É necessário saber ouvir as palavras e o silêncio; tem que existir empatia. Habitualmente o médico tem tendência a considerar mais o universo de sintomas funcionais em relação com a doença oncológica, enquanto que o doente valoriza mais os aspectos psicológicos e sociais, usualmente pouco questionados pelo médico [241]. Como se pode depreender, a informação obtida desta forma está grandemente condicionada pela subjectividade e habilidade do entrevistador (variabilidade do observador). O próprio médico (entrevistador) está implicado na estratégia terapêutica de que ele próprio vai avaliar os resultados, influenciando assim a observação.

A QdV pode ser avaliada globalmente, utilizando questões do género "como avalia a qualidade de vida?" ou "qual a sua qualidade de vida?" (usualmente utilizam-se escalas lineares do tipo LASA para este fim). Nesta avaliação, estão incluídas todas as dimensões referidas anteriormente mas, por vezes, os resultados são surpreendentes quando se analisa cada uma destas dimensões, ou o somatório destas, comparativamente à resposta global.

As três formas frequentemente utilizadas para avaliar a QdV são as entrevistas, os diários e os auto-questionários.

As entrevistas podem ser estruturadas, incluindo um conjunto de perguntas já definidas, ou não estruturadas. Habitualmente iniciam-se com uma pergunta geral (ex. "Como descreve a sua qualidade de vida?"), sendo as perguntas subsequentes baseadas nas respostas do doente. Na prática, as entrevistas seguem um modelo semi-estruturado, incluindo uma mistura de questões estandardizadas e de respostas livres. São raros os instrumentos desenhados para este tipo de aplicação. Um deles é o "Quality of Well Bing Scale"[242], que usa um modelo de entrevista estruturada para obter informações sobre o desempenho, sintomas e outros problemas médicos. O entrevistador classifica as respostas dentro de uma matriz preexistente.

As entrevistas dão muitas informações, mas são difíceis de generalizar e de comparar.

Os diários representam uma forma de auto-monitorização usados pelos terapeutas ocupacionais, quer para registar dados, quer como forma terapêutica. Quando utilizados no contexto da avaliação de QdVRS, pede-se ao doente para descrever o que lhe está a acontecer, numa base prospectiva. Um exemplo é o "Qualitator"[243, 244], um diário usado em doentes a fazer quimioterapia. Com este instrumento os doentes seleccionam cinco questões que consideram mais importantes de quatros dimensões de QdV. Cada pergunta tem uma escala de 5 níveis, e irá ser monitorizada durante seis meses. Os diários são muito importantes para avaliar a evolução dos sinais e sintomas (ex. dor), no entanto levantam sérios problemas de adesão e avaliação.

Os questionários são, no presente, os mais úteis para efectuar uma medição da QdVRS. É um método prático, reprodutível e, se necessário, pode ser complementado com uma entrevista para clarificar os pontos obscuros [245].

Existem várias formas do doente assinalar a resposta num questionário, colocando um sinal sobre uma linha (ex. Escalas visuais analógicas), indicando uma unidade numa escala (ex. escalas de Likert), seleccionando uma resposta de uma lista de respostas predefinidas e que habitualmente se encontram por níveis de dificuldade (ex. escalas de Guttman), ou ainda outros formatos.

Os questionários podem ser auto-administrados, com a assistência de um entrevistador ou ainda assistidos por computador. Muitos instrumentos de medida de QdV podem ser administrados de diferentes formas, com resultados equivalentes[246].

Quando se constrói um instrumento de medida de QdVRS é importante definir qual o período de tempo que estamos a avaliar: o momento presente, as últimas 24 horas, a última semana, ou desde a última consulta, ou qualquer outro período de tempo bem caracterizado[65].

Nos questionários divulgados na literatura médica dos últimos anos existem múltiplas propostas: avaliação limitada a parâmetros gerais de saúde [247]; utilização de módulos específicos de determinadas patologias, associados a um módulo comum de carácter genérico [248, 249]; inquéritos multidimensionais [248, 250]; questionários dirigidos a aspectos muito concretos como o estado funcional [247, 251], aos sintomas físicos em particular [252-254] ou a um estado psicológico [255-258]. Alguns autores defendem a conveniência de utilizar questionários genéricos associados aos questionários específicos, para evitar qualquer "ruído de fundo" proveniente de todas as outras influências sobre a saúde global, especialmente quando se trata de comparar tratamentos distintos [259, 260].

Os questionários devem ser específicos, adaptados a cada tipo de patologia, como, por exemplo, o cancro, e desenhados de forma que as suas qualidades psicométricas sejam consistentes. Estes últimos podem ainda ser complementados com módulos para um tipo particular de neoplasia.

Os questionários devem obedecer às seguintes características:

- Selecção e/ou criação dos itens iniciais pelos próprios doentes, e pelas equipas assistenciais, com experiência nas situações clínicas para as quais se pretende construir o questionário;
- Normalização, para assegurar a uniformidade das questões colocadas;
- Desenho e validação com base em populações apropriadas (por exemplo, se desejarmos usar um questionário em doentes oncológicos, este deve ter sido desenvolvido nesta população; questionários criados a partir de doentes psiquiátricos, ou estudantes, têm pouco significado para os doentes oncológicos);

Metodologia da Avaliação da QdV 65

- Uso de uma linguagem acessível a todos os indivíduos, independentemente da sua escolaridade;
- Ser fácil de responder e quantificar (usar perguntas concretas e respostas alternativas múltiplas oferece melhor interpretação que as escalas visuais analógicas);
- Os itens devem ser percebidos como relevantes pelos doentes;
- Incluir itens e respostas alternativas capazes de reflectir aspectos positivos da QdV (é um erro comum pensar-se que após o diagnóstico de cancro todos os aspectos que modulam a QdV são negativos);
- Incluir um número suficiente de itens totais e por dimensão de QdV, capaz de proporcionar pontuações que permitam reconhecer modificações de QdV global ou de algum dos seus componentes (sensibilidade);
  - – sensibilidade às mudanças causadas pela doença, tratamentos ou outros estados de morbilidade;
  - – capacidade para distinguir entre o componente físico, psicológico e social;
  - – poder discriminativo entre os efeitos da doença e os do tratamento;
- Exequibilidade (razoavelmente curto, para poder ser efectuado de forma repetida a doentes com algumas limitações; não deve ultrapassar os 20 minutos);
- Respeitador das susceptibilidades dos doentes;
- Baixo custo económico tanto na execução, como na quantificação ou análise;
- Capacidade para gerar uma base de dados para futuras tomadas de decisão.
- Devem ter boas propriedades psicométricas
  - – fiabilidade (ausência de erro aleatório)
  - – validade (ausência de erro sistemático)

No processo de construção de um questionário as características psicométricas são fundamentais. Os instrumentos de QdVRS devem, entre outras, possuir duas propriedades: capacidade para detectar diferenças na QdVRS (sinal) acima do erro aleatório que está sempre associado a qualquer medida (ruído); e devem medir aquilo que têm a intenção de medir. Num instrumento discriminativo o sinal é a diferença entre doentes, num determinado ponto do tempo, e o ruído é a diferença observada em doentes para os quais a QdVRS é estável. A forma de quantificar a relação sinal-ruído designa-se de fiabilidade. Se a variabilidade de pontuações obtidas entre indivíduos (sinal) for maior que a variabilidade individual (ruído) podemos dizer que um instrumento tem fiabilidade. Estes instrumentos demonstram, para indivíduos estáveis, resultados semelhantes em administrações repetidas.

Para analisarmos um instrumento, que é construído para avaliar mudanças de QdVRS ao longo do tempo, determina-se o "poder de resposta"; este refere-se à capacidade de detectar alterações. O poder de resposta está directamente relacionado com a magnitude da diferença da pontuação de um doente que tenha melhorado ou piorado (sinal) e no caso de um doente que se manteve estável, com a extensão em que se obteve mais ou menos a mesma pontuação (ruído).

Diz-se que um instrumento tem validade quando mede aquilo que se propõe medir. Não existem critérios estandardizados para determinar a validade de um questionário[261]. O método mais rigoroso para estabelecer a Validade de um instrumento designa-se por "Validade de Construção". Esta deriva da noção de dimensão que pretendemos medir. A validade de construção envolve uma comparação entre as medidas obtidas e o exame da relação lógica que deve existir com as diferenças de medida obtidas e as diferenças que constatamos nos indivíduos. Por exemplo, para que um instrumento seja válido, a medida de QdV deve aumentar se o indivíduo melhora física e psicologicamente; deve ser menor se o indivíduo piorar, e deve manter uma medida semelhante se se mantiver estável. Dependendo da ênfase do que queremos medir, a determinação da validade poderá ser mais correlacionada com as alterações dos sintomas psicológicos, se no modelo de construção da QdVRS pensarmos que estes têm predominância, ou mais centrados na alteração de sinais e sintomas físicos[262].

A validade não é um critério de tudo ou nada, podemos ter vários graus de confiança naquilo que realmente o instrumento mede. A validade não termina com o primeiro teste num grupo de doentes, mas continua a ser sempre avaliada quando o instrumento é usado. Pode mesmo afirmar-se que um questionário nunca está validado, mas que em determinadas situações ou grupos de doentes mostrou ser válido.

A interpretabilidade é uma questão fundamental em QdVRS. Num instrumento discriminativo, devemos poder dizer o que significa a diferença de uma pontuação obtida. Num instrumento avaliativo devemos poder interpretar o que significa a diferença de pontuações: o doente melhorou, piorou, está na mesma.

A QdV e a sua avaliação são objectos essenciais para todos os profissionais de saúde que lidam com doentes oncológicos. Dos questionários já validados noutros países poucos foram validados para a população portuguesa e nenhum é utilizado na prática clínica diária. Há por isso necessidade de dispor na nossa prática clínica, de um auto-questionário adaptado à população oncológica portuguesa.

4. MEDIÇÃO

4.1. Medição em Medicina

A medição é indispensável em Medicina. No entanto existem muitos parâmetros que têm uma subjectividade intrínseca e a sua correcta avaliação é por vezes impossível. Os investigadores necessitam de melhores instrumentos para manusear este tipo de dados.

Medir é atribuir números a indivíduos ou entidades de uma forma sistemática, representando-se assim as suas propriedades. Os números são atribuídos aos indivíduos de acordo com normas definidas; assim, quando se repetir o processo devem obter-se os mesmos resultados[263]. A medição é necessária em qualquer área científica. Em Medicina é particularmente importante para avaliar os doentes. Só desta forma é possível actuar, quer a nível individual, quer a nível colectivo para, por exemplo, tomar decisões no âmbito de saúde pública [264].

Para ilustrar a importância da medição em Medicina, foi efectuada uma pesquisa na base de dados Medline, utilizando o termo "measurement": de Janeiro 1993 a Maio de 1997, tendo sido encontradas 26.633 referências. Nelas encontrámos medições objectivas e conceitos subjectivos, tais como determinação de concentrações plasmáticas[265] ou a caracterização de hábitos alcoólicos[266].

A subjectividade e a ambiguidade em Medicina estão frequentemente presentes em parâmetros que pretendemos medir. Para se tentar minimizar a subjectividade da medição de algo que nunca foi medido anteriormente, é necessário usar instrumentos "poderosos". Estes podem ser, por exemplo, "citometria de varrimento por laser" ou modelos matemáticos para prever o risco de carcinogénese de um determinado agente, para o homem, a partir do risco estudado num modelo animal[268].

A primeira premissa para fazermos boas medidas é dispormos de bom material em bruto para ser analisado. Quando construímos uma variável, temos um excelente controlo sobre os dados que observamos.

Porém, frequentemente, os dados chegam-nos através de terceiros, que podem não ter feito o melhor para obter esses mesmos dados. Nestas circunstâncias o investigador tem que fazer o melhor possível com esse material. Ou seja, tem que se trabalhar em termos reais e não ideais. Em qualquer caso, todos os dados foram colhidos com um propósito. No fulcro desse propósito está a possibilidade de compararmos algo que reside no objecto definido pelas questões que construímos e com as quais obtivemos os dados. Para se conseguir isto tem que existir a possibilidade de haver uma variável simples ao longo da qual as pessoas possam ser medidas.

No início deste processo os investigadores têm que ter presente algumas questões fundamentais. O que pretendem obter? Os dados observados reflectem o que pretendem (por exemplo medir QdV)? Podem imaginar-se a construir uma variável simples a partir deles? Para responder a estas questões é necessário que exista experiência na área em que se está a desenvolver o projecto, mas é igualmente importante bom senso.

Não interessa se somos muito experientes ou se dispomos de boas ferramentas para fazer medições, se os dados forem inadequados.

Existem vários modelos de medida, cada um deles desenvolvido para um determinado tipo de dados. No entanto, o modelo que se usar tem que cumprir as normas reconhecidas do processo de medida.

A fase final, mas talvez a mais importante na construção de uma variável latente, é o controlo de qualidade: a primeira questão é construir uma variável unidireccional. Nesta linha de medida, os itens e pessoas devem estar posicionados de forma a estarem separados entre si. Apenas se se verificar esta separação é que podemos dizer que construímos uma variável latente. Apenas se as pessoas estiverem separadas é que podemos identificar e estudar as diferenças individuais, definidas por esse conjunto de itens.

Uma vez definido que construímos algo com potencial utilidade, a questão seguinte é saber se a variável que construímos faz algum sentido.

É essencial nesta fase identificar defeitos que possam limitar a utilidade ou a validade da medida obtida. Para isso procuramos detectar se há pontos defeituosos na construção da variável, itens que não contribuam para a definição da coerência e utilidade, ou pessoas que respondam aos itens de forma diferente do esperado.

Finalmente, é importante investigar a extensão em que essa variável é útil, no geral: pode essa utilidade ser mantida em tempos diferentes, ou numa população diferente mas com as características que pretendemos medir (por exemplo doentes oncológicos).

4.2. Princípios gerais sobre medição e variáveis latentes

O processo científico passa pela transformação da experiência em planos de acção úteis. Este processo é facilitado pela colecção das observações relevantes e pela sua sucessiva acumulação e condensação em medidas objectivas. A medida começa com a ideia de uma variável ou de uma linha ao longo da qual objectos podem ser posicionados, e a intenção de marcar essa linha com unidades de distanciamento iguais é permitir que a distância entre dois pontos possa ser comparada.

Os objectos sujeitos a medição neste trabalho são pessoas, e chamamos ao número que obtemos desse processo "medida". A medida de uma pessoa é a estimativa da posição na linha que representa a variável. Os instrumentos de observação são questionários (conjunto de itens), e chamamos aos números que deles derivamos "calibrações" (ou dificuldade), que traduz o papel do instrumento no processo de medida. A calibração de um item é estimada na linha da variável segundo a qual as pessoas são medidas. Na variável que pretendemos definir usando um conjunto de pessoas e de itens, as pessoas são medidas e os itens são calibrados.

A construção de uma variável requer uma relação sistemática e reproduzível entre itens e pessoas. Como os itens são acessíveis à invenção e manipulação de uma forma que as pessoas o não são, é útil pensar a variável como definida pelos itens.

A invenção de uma variável começa com a identificação de um padrão a partir dos relatos de experiências, para as quais temos uma ideia que nos permite caracterizar esse padrão. Se essa ideia nos orienta para um conjunto de acções mais bem sucedidas, tomamo-la como uma explanação desse padrão e chamamos-lhe teoria. A identificação de um padrão particular que inicialmente nos intrigou pode ser acidental, e a ideia torna-se numa fórmula para conceptualizarmos esse padrão, dando corpo à teoria. As variáveis são construídas passo-a-passo, desde a observação acidental, passando pela experiência até à quantificação.

A medida de qualquer objecto ou entidade descreve apenas um atributo desse objecto. Esta é uma característica universal de todo o processo de medida. Quando medimos uma atitude, apenas uma característica da atitude é descrita pela medida.

Das características de um objecto apenas podem ser medidas aquelas que possam ser descritas utilizando os termos "mais" ou "menos". A medição de um objecto é, na realidade, o posicionamento num *continuum* abstracto. O *continuum* linear que está sempre subjacente a qualquer medida é sempre uma abstracção. A unidade de medida, não é "uma coisa", como popularmente se pensa. A unidade de medida é sempre um processo de qualquer género, que pode ser repetido sem modificação ao longo do *continuum* da medida.

Os requisitos básicos para que se possa efectuar uma medida são[269] os seguintes:

- A redução da experiência a uma dimensão abstracta;
- A possibilidade de comparação com os termos "mais" ou "menos", entre pessoas e itens;
- A ideia de uma magnitude linear ao posicionar objectos ao longo da linha;
- A unidade de medida determinada por um processo que pode ser repetido sem modificações ao longo de todo o *continuum*.

A essência do processo "que pode ser repetido sem modificações" é a teoria do modelo pelo qual pessoas e itens podem interagir para produzir uma observação útil. Este modelo é fundamental na construção das medidas. Não só especifica como a unidade pode ser definida, mas também contribui para a manutenção da unidade.

A ideia de variável implica pensarmos em algo em termos quantitativos. Temos de utilizar as expressões "mais" ou "menos", com a intenção de ordenar. Medir começa com a pesquisa da possibilidade de ordenar e de simultaneamente tentar introduzir essa ordenação em experiências. As experiências devem ser desenhadas para avaliar a propensão de resposta a um "item".

Se a observação tornar cada item num passo a cumprir para chegar à direcção que pretendemos construir, tais como as perguntas de verdadeiro ou falso, o que vamos procurar é como as pessoas ultrapassaram, ou não, este passo com sucesso.

Se o formato da observação identificar vários limiares de resposta (dificuldade) em relação a um item, tal como se verifica nas escalas de escolha gradual (por exemplo, nada, pouco, bastante, muito), o que perguntamos é quantos passos foram dados para cumprir o item no sentido da variável. Isto é, no caso do exemplo apontado, nada corresponde a zero passos, pouco 1 passo, bastante 2 passos e muito 3 passos. Os passos dentro de um item têm uma ordenação perfeita por definição, e são completamente dependentes. Para darmos o terceiro passo temos que ultrapassar o primeiro e o segundo. Mas os itens por eles próprios são habitualmente desenhados como uma ideia de *continuum*, como tal podem funcionar independentemente uns dos outros e as respostas obtidas a partir deles espera-se que sejam independentes na maioria dos itens analisados.

Para as observações em conjunto resultarem em medida, têm que se conectar à ideia de medida que estamos a tentar implementar[269]. O recipiente que contêm todos os itens e produz a medida é uma fórmula matemática ou também designado modelo de medida. Neste, as observações e as nossas ideias sobre a dificuldade relativa dos itens e da medida das pessoas, estão conectadas umas às outras de forma a que:

- Absorva as irregularidades e incertezas sistemáticas da experiência especificando que a ocorrência de um evento é uma probabilidade em lugar de uma certeza;
- Preserve a ideia de ordem na estrutura das observações fazendo com que as probabilidades sejam ordenadas pelas pessoas e pelos itens em simultâneo;
- Permita que a estimativa da distância entre pares de pessoas ou de itens seja independente.

Para que uma comparação quantitativa seja geral, deve ser possível manter a base quantitativa para além do momento e do contexto em que é realizada. Este conceito designa-se por invariância. O método através do qual se obtêm calibrações e medidas deve conter a possibilidade de invariância, durante um espaço de tempo útil. Deve igualmente providenciar os meios para verificar se a invariância se mantém na prática.

A medida deve ser "test-free" no sentido de que não deve importar qual é a selecção de itens para a estimar. Devem ser "sample-free", no sentido de não importar qual o conjunto de pessoas que se usam para as calibrar. A utilidade da medida de pessoas e de calibrações dos itens depende da extensão em que pessoas e itens interagem de forma a manter este tipo de invariância.

Quando se fala de variáveis e das suas medidas, subentendemos que existe um *continuum* limitado mas reproduzível. Sabe-se que este *continuum* não é real, pois facilmente se fazem experiências que o podem quebrar, porém não é necessário atingir o ideal do *continuum*, mas é suficiente conseguir uma aproximação para se fazer um bom uso deste. A prática da ciência baseia-se na demonstração de medidas específicas e da reprodutibilidade da calibração dos itens em que estas estão baseadas, e em que se demonstre que são suficientemente invariantes para se aproximarem do *continuum*. A reprodutibilidade é a via, e o *continuum* é verificado. A verificação do *continuum* através da reprodução depende da capacidade de estimarmos as diferenças entre pares de itens e de pessoas, independentemente uns dos outros. O conjunto das diferenças obtidas necessita apenas de ser ancorado a uma origem conveniente no sentido de libertar as estimativas de separação de tudo excepto da sua diferença da origem.

A separação de itens e de pessoas deve ser calculada utilizando uma fórmula matemática do modelo de medida. Isto significa que a forma como um item ou uma pessoa modelam a observação pode ser transformada numa fórmula matemática, podendo a probabilidade da diferença entre qualquer par de parâmetros ser escrita em termos de observação. Esta é a única estrutura que permite estimar diferenças entre pares de parâmetros com o recurso a observações distribuídas de forma não idêntica.

R. A Fischer (1934) demonstrou que a separabilidade é a condição necessária e suficiente para obter "suficiência estatística". Rasch identificou a separabilidade como a base para o "objectivo específico" essencial para se obter a inferência científica. Com base neste conceito, para a medida da pessoa e a dificuldade de um item poderem ser considerados significativos, deve existir uma função de probabilidade de resposta correcta, que forma um sistema aditivo nos parâmetros das pessoas e dos itens, de tal modo que a unidade de medida correcta iguala a diferença entre a capacidade da pessoa e a dificuldade do item [270]. A relação entre parâmetros e observações é designada por "aditividade" e identifica essa relação com condição *sine qua non* para que ocorra uma medição.

Aditividade significa o processo pelo qual os parâmetros de uma pessoa ou de um item modelam a observação.

Separabilidade significa que num modelo de medida, a conexão entre a observação e os parâmetros podem ser reproduzidos numa fórmula e, como tal, cada parâmetro e as suas características estatísticas associadas aparecem como um componente separado e multiplicativo no processo de modelação da verosimilhança de um conjunto de dados.

O "objectivo específico" significa que o modelo pode ser escrito de uma forma segundo a qual os parâmetros são lineares e podem ser estimados e condicionados segundo o contexto de uma expressão exponencial, e fora do processo de estimativa de outros parâmetros.

Para que números representem uma quantidade e permitam comparações quantitativas, é necessário construir e manter uma escala linear na qual as diferenças entre as pessoas A e B apareçam da mesma maneira como se obtivéssemos resultados de cumprir itens fáceis, de dificuldade média ou difícil. Igualmente, a diferença entre os itens I e J, deve aparecer representada como se fosse expressa pela dificuldade de um conjunto de pessoas cumprirem um item determinado. De outra forma, as diferenças não podem ser calculadas porque a subtracção não pode ser sustentada.

A linearidade requer que os números obtidos, dependendo da forma como são usadas as observações, expressem a ordem das pessoas e dos itens, mas também a ordem das suas diferenças. Se as diferenças entre pares de objectos, AB, CD, EF se expressarem por AB>CD e CD>EF, é de esperar que a expressão AB>EF seja verdadeira. A linearidade que verificamos quando representamos medidas e calibrações depende do método utilizado para transformar as observações em números e, deve preservar a ordem das diferenças.

A ideia de "uma origem verdadeira" ou "início", para um *continuum*, não existe e fica para além da definição do método experimental. As origens de uma experiência são inevitavelmente arbitrárias por causa das definições empíricas de tais pontos estarem circunscritas pelo tempo e por um lugar, que são sempre temporários e podem ser melhorados pela própria experiência. Na prática, e por conveniência, a origem é definida como um ponto de referência a partir do qual contamos e podemos expressar medidas e as calibrações obtidas.

Para medir distâncias, calcular diferenças ou medir taxas de variação, precisamos de fazer operações aritméticas com os resultados das observações. Para fazermos operações aritméticas temos que contar, e para contar necessitamos de unidades. No entanto, não existem unidades naturais. Existem apenas unidades arbitrárias que foram construídas e que se decidiu usar para contar. O "logit" (abreviatura do inglês de "log odd ratio unit") é a unidade de medida utilizada pelo modelo de Rasch, e corresponde ao aumento de distância no *continuum*, representando o aumento da probabilidade (com um factor de 2,718) de ocorrer uma observação. O "logit" pode expressar-se por: $L = \log\{P/(1-P)\}$

4.3. Medição e Qualidade de Vida

Sem uma definição concreta de QdV e com a existência de uma pletora de instrumentos para a medir a medida de QdV tem sido um desafio [271]. Enquanto se assiste a uma crescente utilidade da avaliação da QdVRS, medi-la constitui uma das tarefas mais difíceis . Algumas das dimensões da QdVRS ou componentes destas, tais como desempenho social e a espiritualidade não podem ser directamente observadas. Como tal, são necessários instrumentos rigorosos e adequados para cumprir este desafio.

Vários métodos matemáticos têm sido aplicados em Oncologia para medir a QdV dos doentes oncológicos [80, 112, 272]. Neste processo existem alguns itens que no seu conjunto contribuem para a obtenção de uma única medida que permita obter uma avaliação [273, 274]. No entanto, continua a verificar-se que o resultado da soma dos itens não é por si mesmo uma medida que permita discriminar os doentes avaliados[275].

O termo ambiguidade quer dizer que existe mais do que uma interpretação. Não existe uma única definição para QdV, e o conceito pode ser considerado, no mínimo, como vago. Algumas definições têm sido propostas[276, 277]: por exemplo, " *QoL is a vague and ethereal entity that everybody speaks of and nobody, in reality, knows what it is ... and it can be defined and measured only in individual terms and depends on past experiences, hopes, dreams and ambitions.*"[61]. Assim podemos dizer que a QdV tem mais do que uma interpretação (de acordo com a sua conceptualização) e pode ser considerada como uma entidade ambígua. Assumindo esta ambiguidade poderemos nós dizer que um doente tem melhor (mais) QdV do que outro? Será possível medir QdV num contexto de investigação empírica e obter conhecimentos adicionais que nos permitam melhorar a nossa prática clínica?

As medidas do estado de saúde, correntemente usadas, foram construídas usando técnicas psicométricas clássicas, incluindo os métodos de Thurstone, Likert e escalas de Guttman. No início dos anos cinquenta, na psicologia quantitativa, novos métodos estatísticos começaram a ser desenvolvidos, como, por exemplo, o modelo de Rasch e o "Item Response Theory" (Rasch G 1980). Estes métodos estatísticos modernos têm o grande potencial de medir estados de saúde de uma forma válida, precisa e eficiente[278]. A ideia básica destes métodos centra-se nas características dos itens. Os novos métodos psicométricos relacionam a resposta do indivíduo numa pergunta de escolha múltipla e a pontuação obtida em relação ao conceito que está a ser medido. Na avaliação em saúde, a variável latente, estado de saúde, torna-se a variável independente que prediz a probabilidade de responder a cada uma das categorias para cada item.

Para medir QdV é necessário, em primeiro lugar, fazer a conceptualização do termo, para posteriormente se conseguir um instrumento de medida. Neste pressuposto, esse instrumento vai necessariamente conter imperfeições. Estas podem ser consideradas como características aleatórias. É possível encontrar uma interacção entre a aleatoriedade causada pela aplicação de um instrumento de medição de QdV e a ambiguidade resultante da conceptualização do termo[279]. Se o objectivo é medir o valor "**A**" quando se determina a QdV de um doente, mas devido a um erro aleatório o valor medido é "**B**", os dois estão relacionados à aleatoriedade pela variável "**e**" que é governada pelas leis da probabilidade. Existem métodos para estimar o valor real da QdV desse doente. Tem que se ter presente que as suposições subjacentes ao significado de QdV são válidas, caso contrário chegar-se-ia a conclusões falsas apesar dos métodos estatísticos correctos.

A discussão de um método científico não fica completa sem alguma referência à importância da medição. As medidas são baseadas em observações que são essencialmente qualitativas. Para elaborar medidas criam-se normas que controlam a realização dessas observações. Estas normas obrigam a especificar o grau de validade e precisão que se deseja para essas medidas.

O conhecimento científico de um fenómeno requer o desenvolvimento de uma teoria, e esta implica uma selecção cuidadosa de dados a partir dos quais pensamos ir obter informação. Esta informação para ser útil tem que ser passível de ser reproduzida. O estudo da regularidade quantitativa do processo relacionado com a informação designa-se por "informetrics" [279].

Uma das formas de desenvolver uma teoria é através do conceito de variável latente, definida por um certo número de itens em que a observação dos dados não é mais do que a manifestação da variável. Uma teoria convincente tem que ter uma base estrutural baseada na latência dos dados observados.

Ao analisarmos atentamente vários estudos de QdV em diferentes tipos de patologias oncológicas, observamos grandes diferenças entre eles. Estas diferenças definem diversos grupos, segundo os quais os doentes podem ser classificados. Mas simultaneamente encontramos atributos comuns quando a medição de QdV é realizada: sintomas, efeitos laterais da terapêutica, situação sócio-laboral, capacidade funcional, capacidade psicológica, e estado psicológico e espiritual. Ao fazermos uma medição, e para que esta possa ter uma justificação empírica baseada nos dados, é necessário primeiro conceptualizar o que é que queremos medir. Só assim este processo vai ser um passo para o desenvolvimento de uma teoria.

Medir a QdV de doentes oncológicos pode ser análogo a medir a altura; primeiro considera-se a ideia de variável que queremos medir, depois seleccionamos um conjunto das melhores observações que consideramos serem manifestações dessa variável, e posteriormente seleccionam-se os itens para obtermos os dados dessa variável unidimensional: QdV, por exemplo.

Apesar de cada doente oncológico efectuar uma avaliação qualitativa quando responde aos diversos itens usados para medir QdV, existe uma necessidade de expressar essa avaliação de uma forma quantitativa, para que se possa analisar a QdV como um todo e proporcionar uma base racional para se poderem efectuar descrições, avaliações e tomadas de decisão.

Alguns consideram a QdV como uma entidade subjectiva impossível de medir em termos quantitativos[280]. No entanto o modelo de Rasch[281] é um poderoso instrumento estatístico que permite calcular a medida, e classificar os doentes de acordo com medidas não aleatórias que resultam dos itens escolhidos para definir QdV[282].

4.3.1. *Níveis de evidência da medida de QdVRS*

Tal como para qualquer outro aspecto de investigação clínica, o conceito de níveis de evidência aplica-se à medida de QdVRS[104]. O clínico deve ter conhecimentos suficientes para avaliar as características metodológicas inerentes à medida da QdVRS em cada ensaio clínico.

Um baixo nível de evidência corresponde às avaliações feitas utilizando um único item para avaliar QdVRS ou instrumentos desenvolvidos para um trabalho em particular, sem que tenha sido efectuada a prévia validação.

Um nível médio de evidência pode ser atingido usando instrumentos validados de uma forma genérica, mas que ainda não tenham sido utilizados em populações oncológicas, ou medindo uma única dimensão da QdVRS (por exemplo a avaliação da influência da toxicidade na dimensão física da QdVRS).

O nível mais elevado de evidência obtém-se quando se utilizam instrumentos que avaliem as várias dimensões da QdVRS e que estejam validados na população oncológica, como por exemplo o FACT-G ou o EORTC QLQ-C30.

5. MODELO DE RASCH

O modelo de Rasch foi introduzido no início dos anos sessenta do século XX pelo matemático de origem dinamarquesa Georg Rasch, pioneiro da moderna psicometria. Foi utilizado em âmbitos muito diversos, mas especialmente na educação e testes de inteligência.

> *"A person having a greater ability than another should have the greater probability of solving **any** item of the type in question, and similarly, one item being more difficult than another one means that for **any** person the probability of solving the second item correctly is the greater one".* (Rasch 1960, p.117[270])

5.1. Teoria

O modelo mais representativo da teoria de resposta a um item ("Item Response Theory") é o modelo de Rasch, o qual pode ser considerado um instrumento de medida de variáveis latentes. O desenho do pensamento e a formulação matemática explicam o processo de como se obtém uma resposta a um item. Os modelos de variáveis latentes, na teoria dos testes, centram a sua atenção na interacção entre o sujeito e os itens, mais do que nos resultados do teste em si. Utiliza-se o resultado total, mas o modelo matemático começa com a modelação de uma resposta a um item. Assume-se que existe uma única direcção, e que a palavra mais no contexto da expressão "mais de uma variável", quer dizer mais distância ao longo da linha[283]. A utilização de um instrumento unidimensional é o método que alguns autores afirmam ser a melhor forma de medir QdV[21].

O modelo de Rasch é mais apropriado do que outros métodos, tais como a análise factorial ou correspondência de factores, para reduzir uma matriz de dados complexos a variáveis unidimensionais. O modelo de Rasch permite situar os doentes e os itens ao longo de uma linha, de acordo com a situação de medição, enquanto que a análise factorial falha na construção de uma medição linear[284].

A utilização do modelo de Rasch, em detrimento das técnicas clássicas de psicometria, baseia-se na opinião de vários autores que consideram este modelo uma técnica superior no processo de obtenção de medida em variáveis latentes[278, 285-291].

O modelo de Rasch consegue ultrapassar facilmente problemas onde as técnicas clássicas de psicometria têm grande dificuldade ou de todo não o conseguem. Assim na abordagem clássica constata-se:

- "bias" da medida: nos testes clássicos, não muda a forma como é executada a análise em função da alteração da amostra; no modelo de Rasch doentes e itens são independentes.
- o erro-padrão é constante, os itens são sempre avaliados usando o mesmo erro padrão, o que não corresponde à realidade; no modelo de Rasch existe um erro padrão para cada item.
- a amostra depende dos parâmetros do item; no modelo de Rasch a amostra depende da média de um nível em particular, os doentes não dependem dos itens e vice-versa.
- equacionação do teste: nem sempre é possível obter unidimensionalidade; no modelo de Rasch podem-se calibrar os itens e medir os doentes na mesma escala; distribuição ao longo de um *continuum*.
- tem dificuldade em lidar com os dados em falta; o modelo de Rasch não tem problemas com falta de dados, é mais preciso, e mais fácil de executar.

No modelo de Rasch, as observações obtidas na sequência da resposta a um conjunto de itens, podem ser explicadas pela habilidade (medida) do indivíduo, e pelas características dos itens, de forma independente, definindo um *continuum* ao longo do qual quer itens, quer indivíduos são posicionados. A característica principal do modelo é precisamente ser independente quer dos itens quer dos indivíduos. Isto é, se o modelo de Rasch se ajusta a um conjunto de dados, as características dos itens não são dependentes de uma amostra em particular; os parâmetros estimados para os itens manter-se-ão se submetidos a uma amostra diferente. O modelo de Rasch permite estimar a dificuldade dos itens (calibração) e a habilidade em superar os itens (medida) de cada indivíduo. As medidas e calibrações traduzem-se numa *continuum*, com uma escala linear, que permite examinar a distribuição da amostra. A característica "instrumento-independente" da habilidade (medida) de um conjunto de doentes para responder é avaliada independentemente das características dos itens usados. Desta forma é possível derivar e comparar medidas para os indivíduos que respondam apenas a alguns itens desde que façam parte da constituição da mesma variável latente.

Medir QdV de acordo com certos indicadores (itens) significa que estes cumprem os seguintes requisitos para medir[292]: medida livre; calibração independente da amostra; unidimensionalidade; contagem e linearidade; abstracção; separabilidade; aditividade; objectivo específico; objectividade.

A descrição detalhada destes requisitos ultrapassa o objectivo deste livro.

5.2. Construção de uma variável latente – Qualidade de Vida

Uma análise da QdV sob o ponto de vista de um doente oncológico é assumida como sendo baseada nas suas opiniões sobre um conjunto de itens. O doente oncológico é desta forma entendido como o agente capaz de avaliar a sua QdV e proporcionar dados para análise. Estes dados fornecem-nos uma enorme quantidade de informação.

Consideremos a seguinte situação envolvendo 3 doentes e resultados da resposta a 3 itens, tal como está expressa na tabela seguinte.

TABELA 5.1

	Doente 1	Doente 2	Doente 3
Item 1	2	Não responde	Não responde
Item 2	2	3	Não responde
Item 3	2	3	6
Total	**6**	**6**	**6**

Qual destes doentes tem melhor QdV? O total de pontuação para cada um é o mesmo. Assim o somatório dos valores parciais de cada item não permite discriminar os doentes.

Utilizando um exemplo mais complexo, para ilustrar este problema, imaginemos a construção de uma escala de medida de "desordem alimentar"[293]. O primeiro passo é encontrar itens que possam caracterizar este problema, agrupar estes itens de forma a construir uma escala. Três desses hipotéticos itens encontram-se representados seguidamente, para cada um deles existem 5 possibilidades de resposta "discordo totalmente" (DT), "discordo" (D), "não concordo nem discordo, neutro" (N), "Concordo" (C), e "Concordo Totalmente" (CT).

	DT	D	N	C	CT
1. Vomito regularmente para controlar o meu peso.	1	2	3	4	5
2. Contabilizo as gramas de gordura dos alimentos que como.	1	2	3	4	5
3. Só faço exercício para queimar calorias	1	2	3	4	5

Se a resposta de um indivíduo a esta escala for 2, 4 e 5, respectivamente, a prática tradicional consistia em atribuir uma pontuação de 11, nesta escala de desordem alimentar, que seria usada como medida. Outro indivíduo responderia 5, 5 e 1, obtendo igualmente uma pontuação de 11. Isto permite presumir que os itens contribuem de forma igual para a medida, e que cada item mede no mesmo intervalo da escala.

De acordo com o primeiro pressuposto, todos os itens têm a mesma importância na construção da escala. No entanto isto não parece razoável, já que uma forte concordância com o primeiro item representa um problema muito mais sério que uma forte concordância com o terceiro item. Igualmente pode afirmar-se que o segundo item poderá ser considerado como o menos preocupante. Então, se os itens representam diferentes graus de "severidade", devem contribuir com pesos diferentes para a medida final da escala.

O segundo pressuposto implica que os níveis de resposta de 1 a 5, quer entre itens quer no próprio item, tem uma distância uniforme entre cada limiar. No primeiro item, parece claro que as respostas "concordo" e "concordo totalmente", para o respondente estão muito próximas uma da outra (psicologicamente). Igualmente as respostas "discordo totalmente" e "discordo" podem ser percebidas como muito chegadas Assim se tentarmos representar em termos de mapa a distância entre os níveis poderia ser algo como:

Vomito regularmente para controlar o meu peso.	DT	D	N	C	CT

Este espaçamento ilustra que uma diferença em termos psicológicos entre concordar ou discordar, pode ser grande (isto é, um vomita regularmente, outro não vomita), mas existe um espaço mais estreito entre "discordar" ou "discordar completamente". Assim um indivíduo que não vomite para controlar o peso, com muito mais probabilidade vai responder "discordo" ou "discordo totalmente", porque a distância entre os dois é pequena. Porém já dificilmente responderia "concordo" ou "concordo totalmente", isto porque a distância entre "concordo" e "discordo" neste exemplo é grande.

Esta falta de linearidade que se verifica dentro de um item, pode ocorrer entre os itens. Por exemplo a distância entre "concordo" e "concordo completamente" pode ser curta num item, e longa num item diferente.

Na prática o somatório das pontuações, tal como proposto no início da apresentação do exemplo, ignora estes fenómenos, comprometendo-se desta forma o grau de precisão da medida.

A proposta mais realista, para esta escala de desordem alimentar, e considerando-se estes três itens poderia então ser:

Vomito regularmente para controlar o meu peso.	DT D N C CT
Contabilizo as gramas de gordura dos alimentos que como.	DT D N C CT
Só faço exercício para queimar calorias	DT DN C CT

Entendendo-se a necessidade de os modelos de medida contemplarem estes pressupostos, que na prática verificamos, os investigadores podem começar a aplicar o mesmo rigor à metodologia de medir, tal como o fazem para outros aspectos da investigação.

Se pensarmos numa escala de QdV, em lugar de uma escala de desordem alimentar, vamos naturalmente usar itens com diferente peso na medida e com espaçamentos diferentes nos seus limiares de resposta. Para se vencer o desafio de se obter uma medida rigorosa, mesmo com estes pressupostos, é necessário ter um modelo matemático que nos permita medir quer os doentes quer os itens segundo essa escala de QdV. O modelo de Rasch é um instrumento poderoso para esse fim [285].

5.3. Probabilidade de Rasch

Como qualquer outra variável a QdV pode ser imaginada como linha recta ao longo da qual os itens relacionados com a QdV e os doentes estão situados[285]. Assume-se que existe apenas uma direcção o que implica que a palavra "mais" numa expressão "mais de uma variável", significa mais distância ao longo da linha. É necessário encontrar formas de estabelecer a localização dos doentes e dos itens ao longo dessa linha se acreditarmos que esta é uma forma de nos ajudar a conceptualizar QdV do doente oncológico.

A ideia de uma linha sobre a qual se situam aritmeticamente os itens dá-nos uma visão da variável e mostra-nos como proceder na construção dessa variável. Utilizam-se os conhecimentos de aritmética para situar os itens e doentes ao longo da linha (o *continuum*).

Com muita frequência em investigação são utilizados instrumentos, sobre os quais os investigadores não conhecem detalhadamente o seu funcionamento, mas sim sabem o que podem obter usando-os e utilizar os resultados para prosseguir a investigação. Também no presente trabalho, não temos pretensão de explicar aprofundadamente a enorme complexidade do modelo de Rasch, mas sim fazer uma introdução sobre este e explicar-mos o que pretendemos obter com a sua utilização.

5.3.1. Modelo de Rasch e escalas dicotómicas

Consideremos X_{ni} como uma variável dicotómica que representa a resposta a um item. A pontuação ("score") é expresso por $X_{ni}=1$ e $X_{ni}=0$, de acordo com o parâmetro β_n, a resposta do doente (n), e δ_i, o item (i). Uma pontuação de 0 quer dizer que o doente responde negativamente, uma resposta de 1 é positiva.

A figura seguinte ilustra a forma como um doente oncológico β_0 e os itens (δ_1, δ_2, δ_3, e δ_4) estão dispostos ao longo da linha que define a escala de QdV.

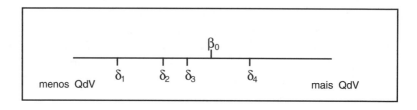

Os itens δ_1, δ_2, δ_3, neste caso, estão mais perto da menor medida de QdV do que o doente β_0 e o item δ_4.

```
β₀   δ₁   δ₂   δ₃   δ₄
─■───x────x────x────x───   ⇒ doente β₀ terá uma QdV baixa

δ₁   δ₂   δ₃   δ₄   β₁
─x───x────x────x────■───   ⇒ doente β₁ terá uma QdV alta
```

Se existirem dois ou mais doentes, as diferenças na QdV vão revelar-se pela sua localização relativa aos itens.

Então, a variável latente QdV concebe-se como uma dimensão única e contínua, onde se situam os parâmetros δ_i e β_n [269, 294], que correspondem aos itens e doentes, respectivamente.

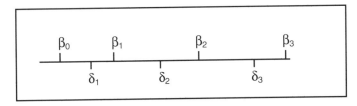

O doente β_0 não se enquadra em nenhuma das situações definidas pelos itens δ_1, δ_2 e δ_3. O doente β_1 será descrito pelo item δ_1. O doente β_2 encontra-se nas situações δ_1 e δ_2. O doente β_3 cumpre todas as situações δ_1, δ_2 e δ_3. Portanto o doente β_3 tem uma medida mais alta de QdV, comparativamente aos outros doentes estudados. Por outro lado o item δ_1 tem uma capacidade de medida inferior aos itens δ_2 e δ_3. Quer dizer, a situação descrita pela item δ_1 é mais frequente nos doentes do que os itens δ_2 e δ_3.

Consideremos X_{ni} como a variável dicotómica de QdV, revelando o valor do item "i" para o doente "n". Se o score for 1, i.e. $X_{ni} = 1$, então o doente "n" terá uma QdV que não a representada pela expressão $X_{ni} = 0$.

Uma forma de expressar o posicionamento de itens e doentes em relação a uma variável dicotómica, é em termos de probabilidades:

– se $\beta_n > \delta_i$, $(\beta_n - \delta_i) > 0$ então $P[X_{ni}=1] > 0.5$
– se $\beta_n < \delta_i$, $(\beta_n - \delta_i) < 0$ então $P[X_{ni}=1] < 0.5$
– se $\beta_n = \delta_i$, $(\beta_n - \delta_i) = 0$ então $P[X_{ni}=1] = 0.5$

A diferença $(\beta_n-\delta_i)$ pode variar de $-\infty$ a $+\infty$, e a probabilidade de 0 a 1, i.e.,

$$0 \le P\{ X_{ni} = 1\} \le 1$$
$$-\infty \le (\beta_n - \delta_i) \le +\infty$$

Se usarmos a diferença como um expoente de $\underline{e}$ então:

$$0 \le e^{(\beta_n - \delta_i)} \le +\infty$$

Com um ajustamento adicional podemos fazer com que a expressão fique contida no intervalo de zero a um:

$$0 \le \{ \frac{e^{(\beta_n - \delta_i)}}{1 + e^{(\beta_n - \delta_i)}} \} \le 1$$

Se a QdV de um doente oncológicos "n" for considerada como uma variável latente definida por um conjunto de itens δ_i (i = 1, 2, 3, ... n). Esta formula dá-nos a probabilidade deste se encontrar na situação "i" num determinado nível "x", (x=1, 2, 3, 4), conhecendo-se os parâmetros β_n e δ_i. Os parâmetros (β_n e δ_i calculam-se mediante a equação de máxima verosimilhança para cinco categorias utilizando os algoritmos PROX e UCON [295]. A relação pode ser escrita como[294]:

$$P\{ X_{ni} = 1| \beta_n, \delta_i \} = \frac{e^{(\beta_n - \delta_i)}}{1 + e^{(\beta_n - \delta_i)}}$$

Esta é a fórmula de Georg Rasch.

5.3.2. Modelo de Rasch aplicado a escalas tipo Lykert

O que foi apresentado para itens dicotómicos é igualmente válido para itens com diversos limiares de dificuldade, como por exemplo a utilização de escalas de Lykert (várias possibilidades de resposta a um item em lugar de respostas dicotómicas). Neste caso o modelo de Rasch vai dar-nos não só a medida e calibração dos doentes, mas também indicar-nos qual a dificuldade (calibração) para cada limiar de resposta de um item. O indivíduo pode estar relacionado com qualquer limiar dos diversos possíveis para cada item em lugar da possibilidade de estar apenas relacionado com sim ou não dos modelos dicotómicos. Neste modelo politómico o posicionamento dos indivíduos ao longo do *continuum* faz-se da mesma forma que no modelo dicotómico, já os itens podem ter uma representação mais complexa, pois além de se representar a calibração global estimada, pode ser representada a calibração para cada nível de dificuldade. Assim num item que tenha 4 hipótese de resposta vamos ter três limiares de dificuldade, a dificuldade de pontuar 1 em lugar de 0, a dificuldade de pontuar 2 em lugar de 1 e dificuldade de pontuar 3 em lugar de 2. As distâncias para cada um dos limiares não são equidistantes, por exemplo, o passar de um limiar 0 para 1 pode ser mais fácil do que passar do limiar 2 para o 3.

No modelo de Rasch para expressarmos um limiar utilizamos o símbolo K, para expressarmos a calibração (dificuldade) de cada limiar usa-se o letra grega "τ" (tau).

Para cada limiar de um item faz-se a calibração e, para cada limiar, cada indivíduo tem 50% de hipóteses de responder. Desta forma, o limiar 1 de um item seria expresso pela fórmula:

$$P\{X_{ni} = 1/\beta, \delta_i, \tau_1\} = \frac{e^{(\beta_n - \delta_i - \tau_1)}}{1 + e^{(\beta_n - \delta_i - \tau_1)}}$$

A fórmula geral para um modelo de Rasch, com uma escala de tipo Lykert que expressa a probabilidade de um indivíduo escolher um limiar para um determinado item é função da agregabilidade do indivíduo n (β_n), do item i (δ_i) para um determinado limiar K (τ_k):

$$P_{nik} = \frac{e^{(\beta_n - \delta_i - \tau_k)}}{1 + e^{(\beta_n - \delta_i - \tau_k)}}$$

Quando se utiliza o modelo de Rasch para construir um instrumento do tipo escala Lykert, é necessário ter alguns aspectos em consideração. É necessário ter uma amostra suficientemente representativa, assim se tivermos quatro hipóteses de resposta para cada item em lugar das hipóteses do modelo dicotómico vamos necessitar de mais pessoas para termos a mesma densidade de dados para cada possibilidade de resposta. A precisão (qualidade) da estimativa depende da quantidade de boa informação que obtemos. Se tivermos 40 indivíduos a responder a um item numa escala dicotómica, poderemos ter, por exemplo 25 respostas "não" e 15 respostas "sim", se estas mesmas pessoas responderem a um item numa escala tipo Lykert de 4 níveis, poderemos ter por exemplo 8 a responder "0", 10 a responder "2", 14 a responder "3" e 8 a responder "4". O problema torna-se mais complexo se multiplicarmos esta situação pelo número de itens do instrumento. A consequência imediata é que vamos perder precisão de medida (isto é vamos ter estimativas com maior erro), como resultado directo da dispersão de respostas.

Por defeito a maioria dos programas informáticos que aplicam o modelo de Rasch, assumem o valor "0" como correspondendo à resposta mais baixa de escala de Lykert. Assim, numa matriz de dados, o zero corresponde a uma resposta e a um espaço em branco, quer dizer que não foi possível obter resposta para aquele item: o indivíduo não quis responder (ex. considerou ofensivo), não conseguiu interpretar a pergunta, os níveis de resposta oferecidos para o item não se adequavam à sua situação, existem inúmeros motivos pelos quais não é possível recolher toda a informação pedida num questionário. No modelo de Rasch esta situação não é ambígua e não há problema para a obtenção da medida na ausência deste resultado, e a inferência que daí tiramos é que não houve resposta ao item. As dificuldades que os modelos de psicometria clássica têm em lidar com esta situação, são por si só uma clara vantagem do uso do modelo de Rasch.

5.4. Índices de validade

A validade de um instrumento é definida como a propriedade de medir aquilo que se pretenda que meça. Para analisar a validade de uma observação ou de um instrumento, temos de procurar saber o que está a ser medido e através de que variáveis. Os diferentes meios de análise conduzem a diferentes tipos de validade, o que por sua vez condiciona o nosso conhecimento[296]. Os testes de validade pretendem saber se os indicadores medem de facto os atributos que lhes estão subjacentes. Porque não há um padrão-ouro em saúde relativamente ao qual os resul-

Modelo de RASCH

tados possam ser comparados, os métodos de avaliação usam normalmente critérios aceites pelas ciências do comportamento. Estes são, por exemplo, a validade de conteúdo e validade de construção.

A validade de conteúdo demonstra que o domínio do conteúdo de um instrumento de medição é apropriado relativamente aos objectivos esperados. A principal limitação prática na validação de conteúdo está nos conceitos usados nesta área científica, muitas vezes abstractos, tal como o é a definição de QdV, o que leva em muitos casos à não aceitação generalizada desses conceitos. O método usado para demonstrar a sua validade de conteúdo inclui a utilização de grupos de pessoas comuns e/ou peritos, que se pronunciam sobre a clareza, a inclusão de todos os conceitos, a redundância de itens e escalas de um instrumento.

O modelo de Rasch proporciona essencialmente 2 tipos de orientação para ajudar o investigador a determinar a validade do instrumento. Inicialmente deve ser ponderado se todos os itens contribuem para a construção da variável latente que estamos a construir, de forma a obtermos um valor de medida. E estes itens devem ser aplicados à população para a qual foram idealizados.

Ao submetermos um questionário e se pensarmos em termos do respondente, pode haver doentes que não queiram responder às questões, que interpretem mal a pergunta, ou ainda que a pessoa tenha níveis de desempenho físico ou intelectuais que não permitam responder. Igualmente, tal como existe problema com os respondentes, pode haver problema com os itens, alguns podem não contribuir para a construção global da medida que pretendemos obter. Podem ter sido escritos de forma ambígua fazendo com que a interpretação seja completamente díspar. Estes itens devem ser eliminadas, ou alterados.

O modelo de Rasch calcula estimativas para cada item e para cada doente separadamente, obtendo-se assim informação sobre a validade da medida para cada pessoa e sobre a validade da calibração de cada item. Se se verificar algum valor anormal, pode-se analisar o problema e tentar resolvê-lo (ex., entrevistando o individuo para esclarecer as dúvidas ou corrigindo o item). No entanto, apesar de se poderem ter identificado problemas, o mais importante de salientar é que estes não interferem por si só na validade da medida.

A segunda forma de avaliar a validade e testar empiricamente a hierarquia de importância dos itens, quando tal é possível. Por exemplo se tivermos duas perguntas sobre desempenho físico "consegue andar 100m sem dificuldade?" e "consegue ir ao quarto de banho sem ajuda?", espera-se que a primeira pergunta tenha maior peso na medida, isto é, é mais difícil de cumprir. Desta forma o investigador pode comparar a hierarquia que tinha idealizado, com a obtida pelo modelo de Rasch e analisar se existe alguma incongruência entre o modelo teórico e os dados empíricos.

Estas orientações propostas para avaliar a validade de um processo de medida, fazem com que o processo de construção de uma medida seja iterativo e proporcione medidas mais significativas e de maior validade nas inferências.

A calibração de um item e a medida de um indivíduo são expressas em logits e para cada estimativa é calculado o erro associado. Quando itens e pessoas cumprem o modelo proposto, diz-se que "ajustam", se não cumprem "desajustam". O ajuste é um processo de cálculo que permite estimar a qualidade dos resultados obtidos, em relação ao que seria esperado segundo o modelo.

A validade de construção demonstra que se segue uma interpretação proposta para os valores do instrumento de medição, baseada em implicações teóricas associadas às construções, isto é, que um indicador de algum modo abstracto é válido quando mede o que se supõe medir.

No modelo de Rasch, a validade de construção é determinada a partir da discrepância entre uma observação particular e a expectativa de resposta. Esta permite identificar as observações individuais para cujos valores a utilização não é útil para a construção de uma variável latente. A validade funcional de um item é determinada pela análise da validade das respostas a esse item. Assim podemos identificar quais os itens que não estão a fornecer informação de forma esperada. Por exemplo, se um doente responde que é capaz de fazer todas as actividades habituais, não se espera que responda que não é capaz de se vestir sozinho. Neste caso o desajuste é evidente de forma empírica. De qualquer forma o modelo de Rasch evidencia-o e quantifica-o através do estudo dos residuais entre respostas obtidas e esperadas conforme o modelo. Obviamente, se existir coerência na altura em que selecciona os itens e os doentes para definir a variável latente, o modelo terá um bom ajuste. Caso contrário quererá dizer que os itens, os doentes ou ambos, não servem para definir a variável. Desta forma obtemos o ajuste estatístico para cada item e para cada doente, assim como para qualquer subconjunto de itens e doentes que queiramos seleccionar.

São essencialmente utilizadas 2 medidas de ajuste no modelo de Rasch, o OUTFIT e o INFIT cada uma delas expressa em logits.

O Qui-quadrado é utilizado para a análise estatística de ajuste no Modelo de Rasch, o INFIT e OUTFIT são os mais utilizados, O OUTFIT é baseado na soma convencional dos residuais ao quadrado (Z^2). O INFIT é Z^2 ponderado em função da variância. Quer o INFIT, quer o OUTFIT são apresentados sob a forma de médias-quadradas (MNSQ)). Os residuais representam a diferença entre o esperado pelo modelo e a realidade observada. Os residuais são elevados ao quadrado, de acordo com os procedimentos estatísticos habituais para permitir tornar todas as diferenças em valores positivos e desta forma poderem ser somadas para se apresentar o somatório das diferenças.

O OUTFIT ("outlier-sensitive fit statistics") e que se pode traduzir como ajuste externo, pois é um valor mais sensível para os itens que se situam nos extremos do *continuum*, ou seja com probabilidade de estar mais longe da medida dos indivíduos.

O INFIT ("Information-weighted fit statistics"), que se pode traduzir como ajuste interno, e trata-se de um valor sensível ao comportamento inesperado que afecta os itens que estão mais perto do ponto central do *continuum*, ou seja com a probabilidade de estar mais perto da medida dos indivíduos. De uma forma esquemática poderemos dizer que numa escala que varia de "fácil" a "difícil", o INFIT tem um enfoque maior na zona corresponde à zona de transição entre os extremos.

Os pontos correspondentes à calibração dos itens e à medida das pessoas podem representar-se de forma gráfica permitindo uma mais fácil interpretação em conjunto de ajuste e desajuste dos parâmetros considerados. Quando interpretamos resultados do modelo de Rasch, habitualmente valoriza-se mais o INFIT do que o OUTFIT, números aberrantes de INFIT são mais preocupantes.

A interpretação do ajuste faz-se da seguinte maneira[297]:

- Valores perto do zero, e dentro do intervalo de (-1; +1) logit, indicam ajuste muito bom ao modelo;
- Aceitam-se valores entre (-2; +2) logits, ainda entendidos como ajustando ao modelo;
- Valores inferiores a (-2) indicam demasiado determinismo, em que não se prevê a ocorrência de erros, e este padrão podemos designar de "mudo".
- Valores superiores a (+2) indicam que a possibilidade de aleatoriedade da resposta fica muito para além do razoável, esperando--se pois encontrar muitas respostas inesperadas neste caso diz-se que existe "ruído" (exemplificado da figura seguinte).

Na figura a letra M representa a média, S um desvio padrão e Q dois desvios padrão. Na linha referente a doentes encontra-se o número de casos para cada valor.

FIGURA 5.1
Exemplo de desajuste de itens, com ruído (acima de 2.0 logit) e mudos (abaixo de -2,0 logits)

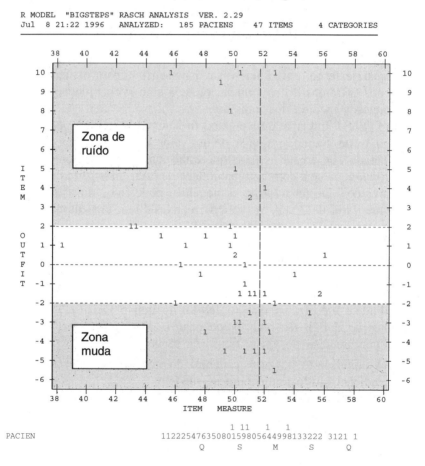

O modelo de Rasch para determinar de que forma, em termos qualitativos, é que itens e doentes contribuem para a definição da variável latente unidimensional, utiliza o INFIT e OUTFIT, já previamente definidos. Os itens OUTFIT e INFIT de valor 1 são assumidos como ideais pelo modelo de Rasch. Alguns autores definem que o valor deve ser de 1,3 [290]. No presente trabalho, consideramos o valor superior a 2.0 como indicativo de desajuste ao modelo[293, 297, 298]. Este valor pode parecer elevado, tentando forçar os itens e doentes a ajustar ao modelo. No entanto, os teóricos do modelo de Rasch afirmam que um dos maiores contributos para o desenvolvimento deste modelo, foi o reconhecimento pelos psicometristas de que não existe um ajuste final dos dados para um modelo pois este nunca vai estar completo[299]. Assim o OUTFIT e o INFIT podem efectivamente orientar-nos na selecção dos itens, mas só por si não querem dizer que não sejam válidos. No trabalho de Leplege[300], em que o modelo de Rasch foi utilizado para avaliar a equivalência cultural do questionário WHOQOL-100 da OMS, em 4 países diferentes, o valor de desajuste considerado para o OUTFIT foi de 3,5.

5.5. Índices de Fiabilidade

O conceito de fiabilidade está associado a duas definições de certo modo independentes[296]. Por um lado, a fiabilidade é o grau de liberdade que um instrumento tem de estar isento de erro aleatório, o que pressupõe homogeneidade do conteúdo e coerência interna. A segunda definição está associada à reprodutibilidade ou estabilidade intertemporal de um instrumento, ou seja, à concordância entre avaliações em tempos diferentes, feita por um observador que se mantenha estável.

Uma das formas de demonstrar a reprodutibilidade é efectuar o "teste repetido". Porém, a realização deste tipo de testes é um dos problemas do desenvolvimento de instrumentos de QdV e, em particular, em Oncologia, onde o estado geral do doente e a QdV podem mudar muito e rapidamente[301], comprometendo o interesse do teste estatístico.

O Modelo de Rasch fornece indicadores que ajudam a determinar se existem itens suficientes e se estes estão dispersos ao longo do *continuum*, bem como se os doentes podem ser descriminados pelo instrumento. O índice de fiabilidade do indivíduo indica a possibilidade de replicação da ordem do indivíduo no *continuum*, utilizando novamente um conjunto de itens que medissem a mesma variável latente e desde que não tivesse havido alterações no próprio indivíduo. O índice de fiabilidade de um indivíduo requer não só a capacidade de podermos atribuir com rigor a localização do indivíduo ao longo do *continuum*, utilizando um conjunto de itens, mas também que tenha um poder de descriminação suficientemente grande para hierarquizar a localização no *continuum* e que esta seja possível de reproduzir. Assim um alto índice de fiabilidade do indivíduo, significa que desenvolvemos uma medida ou *continuum*, onde os indivíduos podem pontuar de diferentes formas, e podemos ter um elevado grau de confiança, na consistência dessas inferências.

O índice de fiabilidade de um item indica a probabilidade de reproduzir a localização de um item no *continuum*, se o mesmo conjunto de itens fosse aplicado a uma população diferente, com capacidades de desempenho semelhantes. Assim, para um item que tenha um alto índice de fiabilidade, podemos inferir que desenvolvemos um instrumento em que alguns itens são mais difíceis e outros mais fáceis, e que podemos confiar na consistência destas inferências.

O método de Rasch, apesar de ter larga utilização[302, 303], só recentemente começou a ter um papel de relevo na área das ciências biomédicas, em particular na neurologia, reumatologia, oftalmologia[304-307] e medicina física e reabilitação [308-314].

A utilização do modelo de Rasch na investigação de questionários de QdVRS, tornou-se uma realidade, e surgem já alguns trabalhos publicados, quer avaliando a capacidade de medida de questionários já previamente usados como o SF-36[291] ou o SIP[301], quer avaliando a validade transcultural do SF-36[289, 315] ou do WHOOL-100 da OMS[300], ou no desenvolvimento de novos questionários[290].

O modelo de Rasch permite que no processo de desenvolvimento de um teste sejam examinadas as equivalências de calibrações dos itens entre amostras diferentes, como, por exemplo, em doentes com outra cultura ou língua. Assim, uma das utilidades do modelo de Rasch é testar a equivalência transcultural de questionários[278]. Comparar os parâmetros dos itens com os do questionário original traduz-se num teste poderoso de equivalência transcultural. Para estabelecer a medida entre diferentes países, define-se um conjunto de itens que são entendidos como fixos e os restantes itens são comparados com estes.

A validade transcultural dos itens da sub escala de funcionalidade física do questionário SF-36 foi comparada utilizando este método[289, 316]. A equivalência dos itens verificou-se para a maioria dos itens e dos países, mas encontraram-se diferenças interessantes. Por exemplo, o item 8 dessa sub escala (caminhar vários quarteirões) foi comparado para os EUA, Inglaterra e Suécia. Os valores foram comparados utilizando o valor dos EUA como referência, com uma média de 50 e um DP de 10, tendo-se obtido os seguintes resultados: EUA, nível 1 – 33, nível 2 – 38: Ingla-

Modelo de RASCH

terra, nível 1 – 31, nível 2 – 37; Suécia, nível 1 – 29, nível 2 – 34. Assim, este nível define um valor mais baixo de capacidade física em Inglaterra e na Suécia do que nos EUA. A explicação para isto pode em parte estar nas distâncias relativas usadas na versão dos diferentes países: meia milha em Inglaterra, algumas centenas de metros na Suécia. Também pode ser devida às diferenças culturais entre os EUA e a Europa [289].

O modelo de Rasch proporciona uma solução para este problema, ao marcar no *continuum* da variável uma posição para cada país e comparando os questionários de acordo com essas posições. Desta forma as comparações transculturais não são afectadas, nem pelo processo de tradução nem pelas diferenças culturais. O modelo de Rasch também foi utilizado para seleccionar itens do WHOQOL-100 da OMS, culturalmente equivalentes em França, Argentina, Hong-Kong e Inglaterra[300].

6. COMO MEDIR A QdVRS

6.1. Questionários

Apesar do cepticismo que muitos clínicos têm sobre a possibilidade da QdVRS ser um objecto de medida, tal facto é uma realidade. Apesar da avaliação da QdV ser considerada fundamental, trazer benefícios, e ser importante para avaliar o resultado dos tratamentos médicos[13, 317], existe também alguma confusão e cepticismo acerca de como ela deve ser avaliada. Isto parece reflectir as importantes limitações conceptuais e metodológicas do conceito de QdV[6].

Existem diversos instrumentos que permitem atribuir a esta entidade subjectiva um valor quantitativo, o que representa um enorme esforço de investigação que se tem vindo a desenvolver.

Tradicionalmente, as medidas que avaliam a eficácia das intervenções médicas têm-se centrado nos resultados em termos de morbilidade futura, incapacidade ou cura. As primeiras tentativas de medir o impacto da doença na QdV centraram-se quase exclusivamente no estatuto funcional, ou seja, o grau de limitação provocado pela doença[13].

O "Karnofsky Performance Status" é um dos primeiros instrumentos que avalia o doente para além do exame clínico. Concebido em 1947 por Karnofsky e Buchenal[251] para avaliar o estado geral de doentes submetidos a quimioterapia, é uma escala de pontuação que tem como valor máximo 100 (indivíduo capaz de realizar todas as suas actividades, sem queixas nem evidência de doença) e com valor mínimo 0 (morte), com uma série de categorias intermédias.

Actualmente, a escala funcional mais utilizada é a de Zubrod[247, 318]], mais conhecida por ECOG, que para além de avaliar a funcionalidade tem valor prognóstico.

As principais críticas que se podem fazer a estes dois questionários são o fraco poder discriminativo, pois só consideram o componente funcional, e as distâncias entre as diversas categorias pois são arbitrárias e pouco homogéneas.

O "QL Index"[319] é uma escala preenchida pelo observador, em que este assinala um dos três níveis possíveis para as seguintes áreas: actividades, actividades diárias, saúde, apoios e aspecto.

Com o passar dos anos surgiram outras escalas para avaliar as capacidades funcionais, físicas ou actividades do dia-a-dia, como índice de Barthel. No entanto estes instrumentos, por vezes descritos como de avaliação de QdV, representam apenas um componente da QdV e são uma representação inadequada desta.

Escalas lineares, "adapting linear analogue self-assessment" (LASA) foram adaptadas para medir QdV em doentes com neoplasia da mama[272]. A avaliação por LASA, que é também designado por alguns como "visual analogue scale" (VAS), é uma linha de 10 cm que nos extremos é rotulada como o pior e o melhor de uma variedade de sintomas, sinais ou situações como: humor, ansiedade, actividade, dor, actividades sociais e a opinião do doente sobre se "o tratamento está a ajudar".

A geração dos questionários que surgiu nas décadas de 70 e 80 quantifica o estado geral de saúde. Estes instrumentos avaliam a "performance" física, os sintomas físicos e psicológicos, o impacto da doença, a percepção do "stress" e a satisfação com a vida. Exemplos destes instrumentos são: o "Sickness Impact Profile" e o "Nottingham Health Profile". Apesar destes instrumentos serem frequentemente designados como questionários de QdV, os seus autores não os criaram, nem os consideraram como tal.

Na década de 80, houve um crescente interesse pela avaliação do impacto causado pela doença e tratamento do cancro no funcionamento físico, psicológico e social do doente, para além da avaliação dos tradicionais marcadores biológicos do sucesso terapêutico – resposta do tumor, tempo de progressão, tempo de sobrevivência[320]. Ou seja, a avaliação do impacto da doença na QdV[13]. Ao propor um determinado tratamento, os oncologistas, devem considerar o seu impacto no bem--estar físico, psicológico e social dos doentes, assim como monitorizar os efeitos de tal tratamento.

O desenvolvimento de instrumentos de avaliação de medida de QdVRS baseia-se nos princípios de construção e validação de testes. O questionário deve ser prospectivo e reflectir o que se pretende medir, isto é, a QdVRS. Neste pressuposto, os investigadores coleccionam um grande volume de itens e, posteriormente, seleccionam os mais significativos, utilizando métodos em que os doentes são os avaliadores principais. Para cada fase da evolução do questionário, bem como para o questionário final, devem ser demonstradas propriedades psicométricas adequadas (fiabilidade, validade e poder de resposta a alterações clínicas significativas).

Os questionários podem ser auto-administrados, administrados com a ajuda de um entrevistador, ou, ainda, assistidos por computador[246].

Os principais objectivos dos questionários de avaliação da QdVRS são avaliar o doente, o seu prognóstico, o impacto da terapêutica utilizada, distinção entre doentes ou grupos de doentes, além de comparar modalidades de tratamento com taxas de cura similares[24, 321]. Ao avaliar o paciente individualmente, os questionários elucidam sobre os aspectos que não são avaliados rotineiramente pelo médico e que não são expostos pelo paciente (como, por exemplo, depressão, actividade sexual, ansiedade), identificando assim, aspectos que devem ser trabalhados com maior ênfase.

Os questionários para avaliar a QdVRS habitualmente têm vários itens, em que cada um por si só pode definir uma das diversas dimensões (ex. um sintoma físico), ou pode haver necessidade de agrupar vários itens para definir uma das dimensões da QdV.

Os conceitos que não podem ser directamente medidos mas que radicam num conjunto de itens que os definem, são designados por variáveis latentes. A QdV, ela própria, é uma variável latente, ou alguns dos seus componentes como, por exemplo, a ansiedade. Estas variáveis latentes são usadas em modelos matemáticos para se obter medidas. Quando uma única variável latente define o conceito que queremos medir é descrita como unidimensional. Alguns modelos de QdV assumem que é possível expressar a medida de QdV em 3 dimensões tais como, o desempenho físico, o desempenho emocional ou o desempenho cognitivo.

As possibilidades de resposta aos questionários são: a dicotómica ("Sim" ou "Não"), e a ordenada segundo a intensidade ou frequência da ocorrência ("nada", "pouco", "bastante" ou "muito"). O número de limiares de resposta a cada item é variável de questionário para questionário.

Existe globalmente um desacordo na utilização de expressões como: "No geral como considera a sua QdV na última semana? Excelente, muito boa, boa, razoável, fraca, má, muito má.". Alguns autores argumentam que a resposta a esta questão global é duvidosa e difícil de interpretar, e que é melhor utilizar vários itens que definam QdV para se obter essa informação. As pontuações obtidas podem formar um valor global, que traduza a medida de QdV.

Uma razão para usar instrumentos com multi-itens em lugar de uma só pergunta, por exemplo, com 7 limiares de resposta, é que uma escala deste tipo não tem poder de discriminação para os doentes. A utilização de múltiplos itens permite-nos uma melhor discriminação.

Cada instrumento desenvolvido acompanha-se da descrição e das instruções para se obter a pontuação que, para a maioria dos instrumentos, é simples e seguem o procedimento básico que a seguir de exemplifica.

Um item que tenha 4 hipóteses de resposta em termos de "nada", "pouco", "bastante" ou "muito", é pontuado com "0", "1", "2" ou "3", respectivamente. Se o instrumento tiver múltiplos itens a pontuação é a soma dos valores obtidos para cada item. Se a pontuação máxima possível de um questionário for diferente de 100, habitualmente faz-se uma correcção proporcional tomando como máximo de referência o valor 100. Este método designa-se por "método de pontuação estandardizada".

Os instrumentos de medida de QdV têm frequentemente variáveis do tipo causal e do tipo indicador. Alguns itens que definem a QdVRS, tais como, a personalidade, não alteram a variável latente, mas descrevem as características dessa mesma variável e são, por isso, designadas de "variáveis indicadoras". Em termos estatísticos, uma variável indicadora é a que está altamente correlacionada com a variável latente e não carece de implicação causal para estar presente.

A característica típica de uma variável causal é ela ser suficiente por si só para alterar a variável latente, mas não ser necessária (e habitualmente raro) em todos os doentes tenham essa característica. Por exemplo, alguns doentes podem referenciar todos os itens num sentido positivo à excepção de um, o que pode ser suficiente por si só para influenciar negativamente a QdV, como, por exemplo, a dor.

A inclusão da avaliação de sintomas num instrumento de QdV significa que acreditamos na sua influência sobre a QdV. Pelo contrário, um doente pode ter má QdV e não ter qualquer desses sintomas. Os sintomas e itens semelhantes podem ser chamados de variáveis causais, e são bons exemplos destas. No entanto, os sintomas são variáveis indicadoras da doença, e os efeitos laterais são variáveis indicadoras da terapêutica, nem a doença, nem os tratamentos são a preocupação principal quando avaliamos a QdV, para este efeito são variáveis meramente causais.

As variáveis podem, com alguma frequência, ser parcialmente causais e indicadoras. Um doente pode experimentar sintomas e por causa destes fica ansioso. A percepção do sintoma, por causa da ansiedade vai ser alterada e como tal, vai ser descrito de uma forma mais grave do que

Como Medir a QdVRS

na realidade acontece. Assim, uma variável causal adquiriu propriedades indicadoras da característica. Outro exemplo são as náuseas e os vómitos antecipados. As náuseas e vómitos são efeitos laterais frequentes em doentes a fazer quimioterapia. Alguns doentes após terem estes efeitos laterais, podem manifestá-los no ciclo seguinte mesmo antes de fazer a terapêutica. Uma vez mais, uma variável que era meramente causal adquiriu propriedades indicadoras. O contrário também pode acontecer. Um doente ansioso pode ter dificuldade em dormir e, por isso, a insónia é uma variável indicadora da ansiedade. No entanto, a insónia pode ser um factor que agrava a ansiedade, tornando-se desta forma uma variável causal. Existe assim uma certa ambiguidade no papel exacto de muitas das variáveis. Sintomas e sinais relacionados com o tratamento e a doença tendem a ser predominantemente causais. Isto é menos claro em relação a outros itens de características psicológicas ou emocionais, no entanto, são tidos principalmente como variáveis indicadoras.

Essencialmente, os instrumentos de QdV servem duas diferentes funções. A primeira serve para ajudar os clínicos no "management" dos doentes, alertando para sintomas e sinais que podem não ser perceptíveis numa consulta. Para este efeito os médicos gostam de ter uma informação sobre os sintomas e sinais de forma específica. A segunda é a obtenção da pontuação de QdV no geral.

O processo metodológico de construção de questionários está de alguma forma em contradição com o que os médicos esperam do instrumento, já que são desenhados para avaliar a QdV global, devendo neste sentido conter essencialmente itens que sejam variáveis indicadoras e não causais. No entanto, é sempre possível argumentar que um doente que tenha vários sintomas pode aceitá-los e não os referir nem manifestar o sofrimento que eles lhe causam e, como tal, a sua QdV é boa. Esta questão lembra os problemas filosóficos sobre a percepção e significado do que é "boa QdV". Muitos investigadores, intuitivamente, sentem necessidade de incluir sintomas e problemas funcionais na avaliação de QdVRS.

Nesta perspectiva, a construção de um novo questionário deve incluir variáveis destes dois tipos, pois o objectivo não é construir o instrumento ideal de medição de QdVRS mas sim um instrumento aplicável à realidade do dia a dia, onde, por exemplo, os sintomas e efeitos adversos da terapêutica estão sempre presentes.

Das várias características psicológicas com impacto na QdVRS, as mais estudadas são a ansiedade, a depressão e o medo. Vários estudos realizados mostram existir uma evolução natural das emoções, cursando

102 *Qualidade de Vida e Oncologia*

paralelamente com a história natural da doença: a depressão e ansiedade, na altura do diagnóstico; a ansiedade, em cada reavaliação; e o medo, no momento do diagnóstico e das incertezas da terapêutica[261, 322]. Desta forma, os questionários de QdVRS devem inquirir sobre ansiedade, depressão e medo.

Entre as medidas de QdVRS distinguem-se os instrumentos genéricos e os instrumentos específicos[323].

6.2. Instrumentos genéricos

Os instrumentos genéricos são desenhados para se usarem, quer em populações saudáveis[323], quer em populações doentes (heterogéneas no que diz respeito a patologias)[80], não avaliando os aspectos específicos de uma ou de outra doença e podem ser usados para avaliar os aspectos dos tratamentos médicos[317], ou seja, são usados, independentemente do diagnóstico ou do estado geral do doente e podem ser utilizados, também, em indivíduos presumivelmente saudáveis.

As medidas genéricas são definidas como aquelas que não são específicas nem para a idade, nem para uma doença. Para este autor, estas medidas focam-se em variáveis básicas do ser humano tais como bem--estar emocional e habilidade para funcionar todos os dias.

Esses instrumentos permitem utilizar as pontuações obtidas para fazer estudos de comparação entre diferentes grupos de doentes, e designadamente com diferentes tipos de patologias. Por outro lado, tornam-se particularmente úteis em estudos epidemiológicos[323].

Segundo Aaronson[80], as medidas genéricas, referentes ao estado de saúde, não permitem discriminar entre populações com patologias homogéneas. Além disso, podem falhar na informação referente a sintomas específicos da doença e efeitos secundários do seu tratamento, bem como não podem ser usadas para avaliar as mudanças da QdVRS em detalhe, pois não são suficientemente sensíveis e podem falhar na avaliação dos sub domínios de QdVRS [13, 317]. Não está bem determinado o quanto estes instrumentos conseguem fazer discriminações entre a população oncológica.

Apesar de serem frequentemente considerados escalas de QdV a forma mais correcta de os designar é de "medida do estado geral de saúde" porque têm um grande enfoque nos sintomas físicos. Para os que os assumem como instrumentos de QdV, um mau estado geral de saúde traduz uma má QdV.

Um dos pontos fracos deste pressuposto está no facto de doentes diferentes reagirem de forma desigual a um problema de saúde. Poucos dos questionários iniciais tinham itens para avaliar aspectos subjectivos não físicos, como as emoções, ou o desempenho social.

Os novos questionários já incluem este tipo de itens, que avaliam parâmetros subjectivos, bem como perguntas directas para avaliar a QdV global. Um exemplo deste tipo de questionário é o "Medical Outcomes Study 36-Item Short Form" (SF-36).

6.2.1. *Sickness Impact Profile (SIP)*

O SIP [250] [324] é uma medida do estado geral de saúde e avalia o seu impacto no comportamento. Foi desenhado para avaliar novas terapêuticas e o estado geral de saúde das populações. É passível de ser aplicado a uma grande variedade de patologias com diferentes níveis de gravidade. O questionário é composto por 16 páginas, 12 sub-escalas, 136 itens e demora cerca 20 a 30 minutos a responder. Os itens descrevem as actividades do dia-a-dia e, as pessoas que respondem, assinalam as que conseguem fazer e com que nível de "performance". Pode ser feito por entrevista ou no formato de auto-questionário. São descritas 12 grandes áreas de disfunção. Não existe nenhum item a avaliar directamente o estado geral ou a QdV global.

O SIP mostrou-se muito sensível a pequenas mudanças na morbilidade. No entanto, e de acordo com o desenho original do estudo, é dada ênfase ao impacte da saúde nas actividades e comportamentos, incluindo o comportamento social, em detrimento das emoções e das percepções. Existem alguns itens que avaliam o "bem-estar". Os itens estão escritos de forma negativa, representando as disfunções. A pontuação final de cada sub escala é obtida pela soma dos itens. A cada sub-escala é aplicado o "método de pontuação estandardizada". A pontuação final é feita somando as pontuações de todas as sub-escalas. Por vezes os resultados são apresentados em dois grandes domínios, sumariando as sub-escalas físicas e psicológicas.

6.2.2. *"Nottingham Health Profile (NHP)*

O NHP [325] [326] mede o "stress" emocional, social e físico. Foi influenciado pelo SIP, mas questiona emoções e sentimentos, em lugar de

104 *Qualidade de Vida e Oncologia*

os avaliar indirectamente através de comportamentos. Apesar de não ser um questionário de QdV, avalia alguns aspectos subjectivos relacionados com a saúde. Quando foi desenvolvido a ideia de perguntar sobre os sentimentos era inovadora. A sua versão 2 tem 38 itens em 6 secções, inquirindo sobre sono, dor, reacções emocionais, isolamento social, mobilidade física e nível de energia. Cada pergunta é respondida de forma dicotómica, sim ou não. O NHP forma um perfil de 6 pontuações correspondente a cada secção; não é proposta a utilização de um único valor, representando o somatório das 6 secções.

O NHP é mais curto e mais fácil de preencher que o SIP. Os itens são simples e compreensíveis. É frequentemente usado no âmbito de ensaios clínicos apesar de não ter sido desenhado para esse fim. É menos sensível a pequenas alterações do estado de saúde.

6.2.3. *"Medical Outcomes Study 36-Item Short Form" (SF-36)*

O SF-36 [327, 328] avalia o estado geral de saúde e foi desenhado para preencher um vazio entre os questionários existentes, muito longos uns, muito curtos outros e que se limitavam a caracterizar um único parâmetro. Avalia o estado geral da saúde, não sendo específico para uma idade, doença ou tratamento. A ênfase é colocada na "performance" física, social e emocional. Pode ser auto-administrado ou efectuado por um observador[327].

O SF-36, é composto por 36 itens que abarcam 8 domínios básicos do estado de saúde e um item de transição de saúde, importantes para a funcionalidade e bem-estar de cada indivíduo, que detectam, quer estados positivos, quer estados negativos da saúde. A saúde física está dividida em sub-escalas para funcionamento físico (10 itens), desempenho físico (4 itens), dor (2 itens) e saúde geral (5 itens). A escala da saúde mental tem as sub-escalas para a vitalidade (4 itens), funcionamento social (2 itens), desempenho emocional (3 itens), e saúde mental (5 itens). Para além destes itens existe uma pergunta geral sobre o estado de saúde "Comparando com há um ano, como está a sua saúde agora?", esta escala de transição não constitui por si só uma dimensão, mas permite-nos aceder a informação sobre o grau de mudança na saúde que o indivíduo experimentou no último ano. Tem ainda uma pergunta geral sobre a percepção do estado de saúde "No geral, como diria que está a sua saúde? Excelente, muito boa, boa, fraca, má.". A maioria das perguntas refere-se às últimas 4 semanas. Algumas perguntas são dicotómicas, sim ou não. Os restantes itens variam entre 3 a 6 possibilidades de resposta.

As pontuações são calculadas agregando os valores mais altos de cada escala[315, 327].

Em homens com cancro da próstata localizado tratado com radioterapia *versus* com prostatectomia radical, num estudo realizado com esta medida geral, não foram encontradas diferenças na QdV[329]. No entanto, com uma medida específica para avaliar a QdV em doentes com cancro (QLQ-C30), conseguiram encontrar diferenças significativas consistentes.

6.2.4. *Dartmouth Primary Care Cooperative Information Project (COOP) e COOP/WONCA*

O COOP foi desenvolvido como um método para avaliar o desempenho de adultos e adolescentes[330]. É um conjunto de nove perguntas em formato de ficha, que associa a imagem à escrita, procurando facilitar a interpretação: 3 fichas para avaliar desempenho (social, físico e actividades diárias); 2 fichas para sintomas (dor e situação emocional); 3 fichas para avaliar percepções (alterações na saúde, saúde global e QdV) e 1 sobre suporte social. Cada ficha tem um título, a pergunta e uma referência temporal a 4 semanas; os níveis de resposta possível são 5, pontuadas de 1 a 5, onde o 5 representa a pior situação. Cada ficha representa uma dimensão da QdV e, segundo os autores, as pontuações não devem ser somadas para obter uma pontuação global.

Em 1988 a "World Organization of General Practicioners/Family Physicians" (WONCA) seleccionou o COOP como base para desenvolver um instrumento internacional para medir o desempenho funcional, o COOP/WONCA[331]. As fichas de dor, QdV e suporte social foram suprimidas (a ficha da dor pode ser usada opcionalmente), o conteúdo de desempenho físico foi alterado e passou a ser reflectido por uma dimensão "capacidade de andar". Outras alterações incluíram a construção da pergunta e a referência temporal que passou de 4 para 2 semanas. Esta nova versão adquiriu sensibilidade para detectar efeitos da doença ou do estado de saúde na dimensão física e emocional. A figura 6.1 representa a ficha das actividades diárias do COOP/WONCA.

FIGURA 6.1

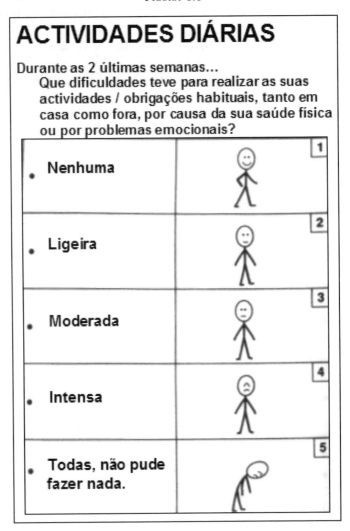

6.2.5. *EuroQol (EQ-5D)*

O EuroQol (EQ-5D) [332] [333] é outro instrumento de medida do estado geral de saúde, com ênfase na simplicidade e preocupação na vertente transcultural. Demora 2 minutos a ser respondido, mas permite obter informação sobre o funcionamento mental, social e físico.

Como Medir a QdVRS 107

O grupo que desenvolveu o EuroQol, reconhecendo a simplicidade do instrumento, recomenda a sua utilização paralelamente a outros instrumentos específicos da situação que está a ser avaliada.

Este questionário tem 5 dimensões: mobilidade, cuidados pessoais, actividades usuais, dor/desconforto, e ansiedade/depressão. Cada questão tem 3 hipóteses de resposta. A questão principal do EuroQol é representada por uma linha VAS vertical de 20 cm, graduada de 0 a 100, onde o doente deve marcar "o estado de saúde naquele dia", variando do pior ao melhor possível.

Um índice simples é gerado a partir de todos estes itens. Provavelmente por causa da sua simplicidade, é pouco usado no âmbito de ensaios clínicos, sendo mais utilizado pelas equipas de saúde, incluindo avaliações de custo-benefício.

TABELA 6.1

Resumo das características dos instrumentos genéricos, utilizados com maior frequência

Questionário [referência]	NHP [325] [326]	SF-36 [10, 11	SIP [250] [324]	COOP/WONCA [330]
Respondente	Doente	Doente	Doente	Doente
Período avaliado	Actual	4 últimas semanas	Actual	2 últimas semanas
Número de itens	38	36	136	6
Conteúdo	Mobilidade Dor Isolamento Emoções Sono	Actividade física Desempenho Dor Social Percepção de saúde	Mobilidade Vida diária Comunicação Emoções Sono Trabalho Lazer Alimentação	Condições físicas Vida quotidiana Percepção estado de saúde Vida social Sintomas
Níveis de resposta	Dicotómica	6	Dicotómica	5
Sub-escalas	6	8	12	6
Pontuação global	Não	Sim	Sim	Não
Origem	Inglaterra	EUA	EUA	Vários

6.3. Questionários específicos de Oncologia

Os instrumentos genéricos, ao cobrirem uma grande variedade de situações, têm a vantagem de produzirem pontuações que podem ser comparadas com as de outras patologias ou mesmo com populações saudáveis. Por outro lado, estes questionários falham na avaliação dos problemas específicos de cada patologia e respectivas terapêuticas, como é o caso da Oncologia. Isto levou ao desenvolvimento de questionários genéricos de Oncologia. No entanto, mesmo estes tiveram de ser complementados com módulos, para se poder avaliar alguns problemas específicos de cada neoplasia e/ou da terapêutica instituída[334]. Vamos abordar os mais significativos.

Os instrumentos de avaliação específicos avaliam certos estados e preocupações de pacientes com uma determinada doença. A vantagem desta especificidade está na possibilidade de avaliar a doença particular e as mudanças relacionadas com o tratamento, bem como as variações do estado clínico que podem ocorrer ao longo do tempo em indivíduos com uma determinada doença. As desvantagens, por outro lado, resultam de não permitirem diferenciar pacientes com patologias heterogéneas[317].

Os instrumentos específicos para doenças (para populações de doentes homogéneas) ou tratamentos têm como um dos principais objectivos a optimização da QdV dos pacientes e seus familiares em todos os pontos relevantes do curso de qualquer doença[323]. Os domínios e itens escolhidos para estes instrumentos são sensíveis para avaliar o impacto da doença e tratamento no dia-a-dia do doente.

Vários autores têm definido um conjunto de critérios mínimos para os instrumentos poderem ser usados em Oncologia[76, 97]. Osoba[335] refere que esses critérios são: poder de quantificar, carácter multidimensional, base científica (critérios de fiabilidade e de validade) e exequibilidade. Na tabela 6.2 estão sumariados alguns questionários que cumprem estes critérios.

A escolha do questionário a utilizar, depois de se ter confirmado que cumpre as características mínimas, vai fazer-se, essencialmente, pela exequibilidade, isto é, pelo tempo que demora a responder, pela clareza das instruções, pelo número de itens, pela simplicidade das perguntas e pela apresentação do questionário[336].

TABELA 6.2
Exemplos de instrumentos que cumprem os critérios mínimos em Oncologia

Instrumento	Referências
Breast Cancer Chemotherapy Questionnaire (BCQ)	[337, 338]
Cancer Rehabilitation Evaluation Systems (CARES)	[339-341]
European Organization for Research and Treatment of Cancer Quality of Life Questionnaire (EORTC-QLQ)	[80, 249, 337, 342-346]
Functional Assessment of Cancer Therapy Scales (FACT)	[347]
Functional Living Index Scale (FLIC)	[348-350]
Linear Analogue Self-Assessment	[351-354]
Medical Outcome Study Short Form (MOS SF)	[327, 355, 356]
Multidimensional Quality of Life Scale	[223, 357, 358]
Quality of Life Index (QL-Index) (Indice de Spitzer)	[319]
Rotterdam Symptom Check List (RSCL)	[359]

6.3.1. *"European Organization for Research and Treatment of Cancer (EORTC) QLQ-C30"*

O QLQ-C30 é o questionário mais usado na Europa e largamente utilizado no resto do mundo. É específico para doentes com cancro, é um sistema integrado para aceder à QdV destes doentes e tem 30 itens[80, 360]. A estrutura é multidimensional, apropriada para ser auto-administrado, curto e fácil de aplicar. Foi desenhado para ser utilizado em ensaios clínicos do foro oncológico, e a sua validade, inicialmente, só podia ser assegurada neste contexto[361]; no entanto tem vindo a ser utilizado em áreas fora dos ensaios clínicos, incluindo a monitorização individual[360].

O QLQ-C30 está validado num grande número de línguas e de culturas, incluindo Portugal. Tem sido usado em muitos ensaios clínicos. Mostrou ser sensível às diferenças entre os doentes, ao tipo de terapêutica efectuada e às variações ao longo do tempo. Em grandes estudos mostrou que a fiabilidade não só se manteve como aumentou[362].

O QLQ-C30 tem 5 escalas funcionais (física, desempenho, emocional, cognitiva e social) e 3 escalas de sintomas (fadiga, náusea e vómito, e dor), uma escala global do estado de saúde, e 6 itens simples que avaliam sintomas comuns aos doentes oncológicos (dispneia, insónia, obstipação, diarreia, perda de apetite, dificuldades financeiras)[343].

Na tabela 6.3 encontram-se representados os procedimentos para a cotação do QLQ-C30.

TABELA 6.3

Cotação do QLQ-C30 versão 3.0 (adaptado de Fayers[363]).

	Número de itens	Item range *	Itens
Estado global			
Saúde global e Qualidade de Vida	2	6	29, 30
Escalas funcionais			
Funcionamento físico	5	3	1 a 5
Desempenho	2	3	6,7
Funcionamento emocional	4	3	21 a 24
Funcionamento cognitivo	2	3	20, 25
Funcionamento social	2	3	26, 27
Escalas de sintomas/itens			
Fadiga	3	3	10, 12, 18
Náusea e vómito	2	3	14, 15
Dor	2	3	9, 19
Dispneia	1	3	8
Insónia	1	3	11
Perda de apetite	1	3	13
Obstipação	1	3	16
Diarreia	1	3	17
Dificuldades financeiras	1	3	28
* O *item range* é a diferença entre o máximo e o mínimo possível para uma resposta.			

Para calcular a pontuação das escalas e itens, é necessário aplicar a fórmula proposta pelo manual específico do QlQ-C30 da EORTC[363]. Tanto as subescalas como os itens simples são transformados em valores, numa escala de 0 a 100. Desta forma, um resultado elevado para a escala funcional, representa um nível elevado de funcionamento e boa

Como Medir a QdVRS

capacidade funcional; uma pontuação elevada para a escala global do estado de saúde e QdV, representa um nível elevado de QdV global. No entanto, pontuações elevadas para a escala de sintomas e itens isolados representam um nível elevado de sintomatologia, logo menor QdV [343]. Um specimen deste questionário encontra-se nos anexos.

6.3.1.1. QLQ-C30 Módulos específicos para patologias ou terapêuticas

O QLQ-C30 é um exemplo de um questionário desenhado para ser modular, com um núcleo central de 30 perguntas que avaliam aspectos considerados relevantes para a maioria dos doentes oncológicos. Para cada tipo de cancro há sintomas ou questões de morbilidade específicas que devem ser avaliadas. Estes módulos complementam o núcleo central de 30 itens[360].

A EORTC reconheceu a necessidade de conciliar os instrumentos gerais com os instrumentos específicos. Para isso tem vindo a elaborar módulos específicos para cada patologia oncológica ou para problemas específicos particulares (ex. fadiga):

- Mama, QLQ-BR23[364], com 23 itens adicionais;
- Cabeça e pescoço, QLQ-H&N35[249, 365, 366], com 30 itens adicionais;
- Pulmão, QLQ-LC13[367], com 13 itens adicionais;
- Esófago, QLQ-OES24[368], com 24 itens adicionais;
- Ovário, QLQ-OV28[369], com 28 itens adicionais.
- Bexiga (com invasão muscular), QLQ-BLmi30.
- Bexiga (superficial), QLQ-BL24 .
- Cérebro, QLQ-BN20[370];
- Colorectal, QLQ-CR38[371];
- Gástrico, QLQ-STO22[372];
- Mieloma múltiplo, QLQ-MY24[373];
- Oftálmológico, QLQ-OPT37.
- Pâncreas, QLQ-PAN25[217].
- Próstata; QLQ-PR25.
- Satisfação com os cuidados, QLQ-SAT32.

Outros módulos encontram-se numa fase mais precoce de desenvolvimento. Com este elevado número de módulos, e com inúmeros ensaios em curso, a EORTC criou um banco de Itens, que neste momento tem 500 validados e 6000 versões resultantes de traduções[374].

Para Portugal, encontram-se validados e traduzidos o QLQ-C30 (versão 3) e os módulos BR23, H6N35, LC13, OES24 e OV28[360]. Um specimen destes questionários encontra-se nos anexos.

6.3.2. *"Functional Assessment of Cancer Theraphy – General" (FACT-G)*

O "Functional Assessment of Chronic Illness Therapy (FACIT) Measurement System" é uma colecção de questionários de QdV, desenvolvidos para doenças crónicas. O FACT-G[347] é uma evolução do FACIT, sendo um instrumento muito utilizado como específico para doenças oncológicas. Similar ao QLQ-C30 adoptou uma aproximação modular, existindo um grande número de módulos.

O FACT-G, versão 4, tem 27 itens, distribuídos em sub-escalas de bem-estar físico, social/familiar, geral, emocional e funcional. Os itens estão escalonados de 0 a 4, utiliza as mesmas expressões que o QLQ-C30, acrescentando na posição central a expressão "por vezes". Alguns itens estão construídos como frases negativas e, neste caso, a pontuação deve ser revertida. A pontuação das sub-escalas é obtida pelo soma das pontuações dos itens, e a pontuação global resulta da soma das pontuações das sub-escalas. Os itens estão expressos na primeira pessoa (ex. "eu tive falta de energia"). O instrumento foi desenvolvido para ser um auto-questionário.

Existem vários módulos complementares ao FACT-G, quer para neoplasias específicas, que se exemplificam, quer para sintomas (ex. fadiga) ou terapêuticas particulares (ex. taxanos)[375]:

- FACT-B, cancro da mama;
- FACT-BL, cancro da bexiga;
- FACT-BMT, transplante medular;
- FACT-Br, tumores do sistema nervoso central;
- FACT-C, cancro colorectal;
- FACT-Cx, cancro do colo do útero;
- FACT-E. cancro do esófago;
- Fact-En; cancro do endométrio;
- FACT-ES[376], efeitos adversos da terapêutica hormonal;
- Fact-GA, cancro gástrico;

- FACT-H&N, cancro da cabeça e pescoço;
- FACT-Hep, cancro do fígado e vias biliares;
- FACT-L, cancro do pulmão;
- FACT-O, cancro do ovário;
- FACT-P, cancro da próstata;
- FACT-V, cancro da vulva.

Mais detalhes sobre estes instrumentos podem ser encontrados em: www.facit.org

De acordo com Aaronson[377] e com Cella [76] que desenvolveram respectivamente o QLQ-C30 da EORTC e o FACT, considera-se que as suas medidas deverão ser usadas para a população com qualquer tipo de cancro, podendo ser usado um questionário geral de QdV combinado com um específico para o órgão afectado. Estas medidas específicas aparecem como eficazes para medir a QdV e como um aspecto importante a ter em conta nas decisões acerca do tratamento do cancro. Por exemplo, quando os tratamentos aparecem como tendo eficácia semelhante, podem ser avaliados em função do seu impacto no funcionamento e bem-estar individual. Tais medidas são também muito úteis para avaliar a intervenção total.

6.3.3. *Functional Living Index Scale (FLIC)*

O FLIC[348-350] é um questionário desenvolvido especificamente para ser utilizado em doentes oncológicos, no contexto de um projecto de investigação para avaliar a eficácia e segurança da terapêutica citostática. Os itens estão construídos não só para avaliar a intensidade dos sintomas, mas também para avaliar o impacto que os sintomas têm nas actividades diárias. Tem 22 itens e cada um deles com 7 possibilidades de resposta, que são assinaladas numa escala VAS. A pontuação final é complexa de obter, uma vez que há itens construídos num sentido positivo e outros no negativo, mas está bem explicada nas instruções, as respostas obtidas têm que ser invertidas no caso das negativas, para se poder ter as pontuações todas no mesmo sentido. Após esta operação a pontuação final é o resultado do somatório dos itens. É um questionário difícil de responder por doentes iletrados. Em Oncologia tem sido utilizado em ensaios de vários tipos de neoplasias como, por exemplo, do pulmão[141], melanoma[144] e da mama[142].

6.3.4. *Quality of Live Index (QL-Index) ou Índice de Spitzer*

O Índice de Spitzer[319] permite obter uma medida baseada na observação externa, sendo respondido pelo médico ou enfermeiro. O instrumento foi desenvolvido para ser curto, simples de administrar, aplicável a uma grande variedade de indivíduos, independentemente da idade, sexo, ocupação ou do tipo de patologia. Apesar de ser um questionário relevante para um grande número de patologias foi mais extensamente utilizado em Oncologia. Cada um dos 5 itens tem 3 níveis de respostas. No geral demora 1 a 3 minutos a ser respondido. A pontuação final é obtida fazendo o somatório de todos os itens, em que cada um pode variar de 0-10. Foi desenvolvido um questionário para ser respondido pelo doente, mas é raramente utilizado, sendo as referências bibliográficas escassas[361].

6.3.5. *"Rotterdam Symptom Checklist" (RSCL)*

O RSCL é outro instrumento para medir QdV dos doentes oncológicos[378]. Foi muito usado na Europa em ensaios clínicos. Cobre domínios idênticos aos do QLQ-C30, e tem um número semelhante de perguntas. Existem duas diferenças a salientar. A primeira, é a existência de um texto introdutório explicando "para todos os sintomas mencionados, indique com que gravidade foi incomodado por eles, ..."; foi inovador em relação aos instrumentos que simplesmente questionam a presença de sintomas. A segunda diferença, é a existência de itens relacionados com as actividades do dia-a-dia, para os quais existem instruções específicas de resposta: "Nós não queremos saber se está actualmente a fazer estas coisas, mas sim se conseguiria fazê-las agora se quisesse." Assim, um doente pode habitualmente não ir às compras mas deve responder se poderia ou não ir, se quisesse. Para além deste pressuposto é pedido que seja indicado o nível com que o conseguiria fazer. O que contrasta com os itens do SF-36, que não só questionam sobre o nível funcional actual como também questiona sobre tarefas de difícil concretização pelo esforço a que obrigariam e, como tal, não estão ajustadas a doentes crónicos.

O RSCL tem 30 itens, para 28 deles existe a possibilidade de 4 limiares de resposta, e para os restantes, tal como no QLQ-C30, uma escala de 0 a 7. Adicionalmente às sub-escalas de actividades diárias e às de avaliação global, existem duas sub-escalas adicionais: "stress" pelos sintomas físicos e "stress" psicológico. É usado o "método de pontuação estandardizada".

A tabela 6.4 resume as características dos instrumentos de QdVRS específicos de Oncologia, utilizados com maior frequência.

TABELA 6.4
Resumo das características dos instrumentos específicos de Oncologia

Questionário (referência)	Índice de Spitzer([319])	FLIC ([349])	FACT-G ([347])	QLQ-C30 ([80])
Respondente	Médico	Doente	Doente	Doente
Período avaliado	Última semana	Duas últimas semanas	8 dias prévios	Última semana
Número de itens	5	22	26	30
Sintaxe	Proposições	Questões	Proposições	Questões
Conteúdo	Vida quotidiana	Problemas existenciais e sintomas	Vida quotidiana e problemas existenciais	Vida quotidiana e sintomas
Níveis de resposta	3	7	5	4 a 7
Sub-escalas	Nenhuma	Nenhuma	5	15
Pontuação global	Sim	Sim	Sim	Não
Origem	Canadá	Canadá	EUA	Europa

6.3.6. *Instrumentos de diagnóstico psiquiátrico*

Os instrumentos de diagnóstico psiquiátrico são frequentemente usados em ensaios clínicos de Oncologia, em conjunto com outros. A sua utilidade e validade neste tipo de doentes[379, 380] está demonstrada. Este tipo de ferramentas não mede a QdVRS, uma vez que avaliam uma única dimensão desta. São questionários desenvolvidos há muito mais tempo que os instrumentos de QdVRS. A sua construção e validação iniciou-se nos anos de 1960-70. São descritivos e o seu interesse principal reside na identificação de potenciais casos de depressão e ansiedade.

Existem muitos instrumentos de diagnóstico psiquiátrico e os mais usados no âmbito da Oncologia são: "Hospital Anxiety and Depressive Scale"[381], "General Health Questionnaire"[382] e "Zung Depression Scale"[257, 258].

7. EXEMPLO DE USO DO MODELO DE RASCH NA CONSTRUÇÃO DE UM QUESTIONÁRIO DE QdV

Dos questionários já validados noutros países, poucos foram validados para a população portuguesa e nenhum é rotineiramente utilizado na prática clínica diária.

O exemplo que se vai apresentar teve como objectivo definir a QdV como variável latente para a população oncológica portuguesa e medi-la, usando o Modelo de Rasch. Para se cumprir este pressuposto foi necessário construir e validar um questionário de medida de QdV.

Esse questionário foi desenhado de forma a poder ser uma ferramenta útil na prática diária da Oncologia, já que a maioria dos questionários existentes foram desenhados para uma utilização no âmbito de ensaios clínicos.

No desenvolvimento do trabalho procedeu-se à validação do questionário, determinando-se as características psicométricas de validade e fiabilidade.

7.1. Material e Métodos

7.1.1. *População*

Foram incluídos os doentes oncológicos que aceitaram realizar o questionário em estudo com idade superior a 15 anos, da Unidade de Oncologia Médica do Departamento de Ambulatório do Hospital de São João (Porto) e no Serviço de Oncologia Médica do Hospital de São Sebastião (Santa Maria da Feira).

A evolução do trabalho por fases, em função do desenvolvimento do questionário, necessitou de recorrer a várias amostras em tempos diferentes, cuja caracterização foi efectuada.

7.1.2. Métodos

A primeira fase do trabalho consistiu na selecção de itens, que permitissem construir um questionário capaz de avaliar os domínios classicamente descritos como necessários para mensurar a QdVRS. Para esse efeito, foram seleccionados um número de itens maior do que seria razoável para um questionário na sua forma final. No passo seguinte esse questionário foi submetido aos doentes e foi feita a análise estatística dos resultados para seleccionar os itens mais relevantes. Este procedimento foi repetindo até se encontrar o menor número de itens com as características psicométricas necessárias e suficientes que permitam medir a QdVRS.

7.1.2.1. Questionário

A validação de novos questionários de QdV faz-se na maioria das vezes a partir de traduções de questionários existentes noutras línguas e culturas. Na revisão bibliográfica pode constatar-se que os auto-questionários já validados em diversos países têm origem, maioritariamente em países nórdicos ou americanos (Canadá e EUA).

Alguns questionários foram desenvolvidos noutros países, como o CdV-85, em Espanha. Este questionário merece uma referência particular porque constituiu o ponto de partida; é composto por 85 itens e foi avaliado numa população de 100 doentes oncológicos do Hospital Universitário Puerta del Mar (Cádiz), em 1993[383]. A partir dos dados obtidos nesses doentes com o CVD-85, foram seleccionados os itens com maior nível de ajuste, e alguns itens com valores de desajuste significativos sofreram nova redacção e foram igualmente incluídos no questionário, uma vez que foram considerados relevantes pelos investigadores. Desta forma foi construído um questionário que foi designado por CdV-47.

As razões que motivaram a escolha como ponto de partida para a construção de um novo questionário em Portugal foram as seguintes:

- era um questionário ainda em desenvolvimento, permitindo como tal uma adaptação às características específicas da população oncológica portuguesa;
- teve por base uma população com cultura e hábitos sociais mais próximos dos portugueses do que os questionários desenvolvidos nos países nórdicos ou americanos;

- os 47 itens propostos cobrem domínios habitualmente entendidos como necessários para mensurar QdV;
- o método estatístico utilizado na validação do questionário (modelo de Rasch) era inovador em Medicina, permitindo mensurar variáveis latentes de uma forma mais rigorosa que os métodos clássicos psicométricos.

Os 47 itens que constituem o CdV-47 cobrem os domínios classicamente definidos como constituintes da QdV:

- Sintomas: 7 itens (5, 8, 21, 24, 25, 41 e 45) ;
- Estado funcional físico (desempenho): 12 itens (1, 2, 3, 4, 9, 12, 13, 14, 15, 18, 19, 43);
- Estado psicológico / psíquico: 20 itens (6, 7, 10, 11, 17, 22, 26, 27, 29, 30, 32, 33, 34, 35, 36, 37, 38, 39, 40, 42)
- Situação sócio-laboral e familiar: 8 itens, (16, 20, 23, 28, 31, 44, 46, 47).

Para cada item eram dadas as seguintes possibilidades de resposta: "Nada", "Pouco", "Bastante" e "Muito"; a elas correspondiam os valores numéricos de 0, 1, 2, 3, respectivamente. Algumas questões foram construídas de tal forma que o valor zero correspondia a uma "menor QdV" e outras o inverso. Nestas últimas fez-se a inversão dos valores assinalados no questionário, antes de se proceder à indexação dos dados. Os itens para os quais se fez esta inversão foram: 4, 6, 7, 9, 10, 11, 13, 20, 21, 22, 23, 24, 25, 26, 27, 30, 32, 33, 35, 36, 37, 38, 39, 40, 41, 43, 44, 45.

A escolha das questões que vieram a constituir o CdV-47, foi efectuada, por 3 oncologistas, um radioterapeuta, um matemático e dois "leigos". O texto original foi traduzido para português e, depois, retrovertido a espanhol para verificação do rigor da tradução.

Para além dos 47 itens que definiam a QdV como variável latente, eram colocadas ao doente as seguintes perguntas:

- Que tipo de doença pensa que sofre? (1 – inflamação; 2 – infecção; 3 – quisto; 4 – tumor benigno; 5 – tumor maligno; 6 – não sabe; 7 – outra, indique qual).
- Que doença lhe disseram que tinha? (1 – inflamação; 2 – infecção; 3 – quisto; 4 – tumor benigno; 5 – tumor maligno; 6 – não sabe; 7 – outra, indique qual).

120 *Qualidade de Vida e Oncologia*

- Onde vive habitualmente? (1 – Meio rural/aldeia, vila; 2 – Meio urbano/ cidade).
- Nível de escolaridade? (1 – Primária; 2 – Liceu; 3 – Superior; 4 – Nenhum)
- Situação laboral? (1 – Por conta de outrem; 2 – Por conta própria; 3 – Profissão liberal; 4 – desempregado; 5 – reformado).
- Situação familiar? (1 – Casado/a; 2 – Solteiro/a; 3 – Viúvo/a; 4 – Outra)
- Idade? (em anos)
- Data da realização do questionário.
- Tempo que demorou a realizar (em minutos).

O CdV-47 tinha uma introdução que explica sumariamente ao doente:

- o interesse do estudo;
- o carácter anónimo;
- o valor da sinceridade das respostas;
- que o conteúdo das respostas devem reflectir o que se passou na semana que precedeu a realização do questionário.

Para além da informação escrita, era explicado ao doente que deveria responder ao questionário sem a ajuda de terceiros. Nas situações de iletrados ou de manifesta incapacidade física, era possível a assistência de terceiros para o preenchimento do questionário, sendo o observador (familiar, enfermeiro ou médico) sempre instruído que apenas era permitido ler a pergunta, e registar a resposta, não podendo de forma alguma explicar ou interpretar a questão.

Em cada versão testada do questionário foi sempre pedido aos doentes que fizessem sugestões, ou comentários sobre as perguntas efectuadas para que estas pudessem ser melhoradas. A informação obtida era ponderada no processo de selecção e redacção dos itens

7.1.2.2. Outras características registadas

Foram registadas outras características, sendo a fonte de informação o processo clínico ou o médico assistente:

- Diagnóstico oncológico.
- Estadio da doença (I, II, III ou IV), segundo os critérios da UICC.

Exemplo de uso do Modelo de RASCH na Cons. de um Questionário de QdV   121

- "Performance Status" (OMS).
- Sexo.
- Localização do questionário no tempo em relação a qualquer atitude terapêutica antineoplásica (1 – antes de qualquer terapêutica; 2 – a fazer ou terminada há menos de 2 meses; 3 – terminada há mais de 2 meses).
- Doente internado (1) ou em ambulatório (2).
- Expressão clínica da doença (A – assintomático; B – sintomático; C – sintomático com terapêutica de alívio).

7.1.2.3. Apresentação e Tratamento estatístico de dados e resultados

Os resultados foram informatizados e estudados com recurso ao programa de base de dados ACCESS® da Microsoft. Após o registo, todos os dados foram exportados em formato tabular para um processador de texto. Seguidamente, foram importados para o BIGSTEPS, versão 2.29 [295], onde foi efectuada a análise estatística usando o modelo de Rasch. Em fases posteriores do trabalho, utilizaram-se o BIGSETPS, versão 2.55 e o WINSTEPS versão 2.35, para aplicar o modelo de Rasch. Na análise descritiva e comparativa dos parâmetros que não faziam parte da definição de variável latente, utilizou-se o programa SPSS versão 10.00.

7.1.2.4. Análise da variável latente QdV

Ao aplicar-se o modelo de Rasch, os 47 itens do CdV-47 definiram a variável latente que corresponde ao parâmetro δ_i (i=1,2,3,4,... 47) QdV. Os doentes avaliados corresponderam ao parâmetro β_n (n=1,2,3, β_n) (em que n é o número total de doentes avaliados). Os parâmetros β_n e δ_i calcularam-se mediante a equação de máxima verosimilhança para cinco categorias, utilizando os algoritmos PROX e UCON [295, 384] e usando um computador com o programa informático que os execute. A calibração dos 47 itens e a medida de QdV dos doentes foi efectuada. A unidade de medida utilizada pelo modelo de Rasch, é o "logit". A variação da calibração define o intervalo da escala; o erro-padrão para cada calibração foi calculado e pode ser usado para identificar vários estratos ao longo da escala. Foi obtido um conjunto aritmético da variável, situando ao longo desta os itens e doentes segundo a observação efectuada.

A representação desta variável deu uma visão global de como operam itens e indivíduos na elaboração da respectiva variável. Tanto os itens como os indivíduos devem estar separados ao longo da linha para que a medida possa ser levada a cabo. No entanto, uma separação grande significa que existem lacunas entre a calibração dos itens e dos indivíduos, o que pode levar a uma medida imprecisa. Por outro lado, se não há separação alguma, isso significa que os itens são redundantes e não há uma diferenciação suficiente que permita uma correcta medição.

A localização dos itens (calibração) traduz a definição operacional do interesse que têm para a variável, enquanto que a localização dos indivíduos é a medida obtida referente à variável.

Calcularam-se os índices globais de separação e ajuste, quer para os itens, quer para os doentes. Para se saber se o processo de estimativa era bom, realizou-se uma estimativa simultânea do grau de validade e fiabilidade. A validade foi determinada a partir da discrepância entre uma observação particular e a expectativa de resposta. Esta permite identificar as observações individuais cujos valores contra-indicam a sua utilização para a construção de uma variável latente. A validade funcional de um item é determinada pela análise da validade das respostas a esse item. Assim podemos identificar quais os itens que não estão a fornecer informação de forma esperada, corrigi-los ou exclui-los no processo de construção do questionário.

A característica mais transcendental do método é que, uma vez calculados os parâmetros e comprovado um ajuste razoável ao modelo, a medida final é independente dos itens utilizados. Não é uma simples soma de pontuações obtidas para cada item. Por outras palavras, a medida da variável não depende do instrumento utilizado.

O modelo de Rasch para determinar de que forma, em termos qualitativos, é que os itens e os doentes contribuem para a definição da variável latente unidimensional, utiliza a análise estatística de ajuste chi-quadrado ("goodness-of-fit test"). Os chi-quadrado mais frequentemente usados são o INFIT e OUTFIT. O OUTFIT é baseado na soma convencional dos quadrados residuais padronizados (Z^2). INFIT é o (Z^2) ponderado, no qual cada quadrado residual é ponderado pela sua variância. Quer o INFIT quer o OUTFIT são reportados como médias quadradas (MNSQ)[269, 294]. Os itens OUTFIT e INFIT de valor 1 são assumidos como ideais pelo modelo e Rasch. Foram considerados os valores superior a 2,0 e inferiores a -2,0 como indicativos de desajuste ao modelo[298, 385].

Foram calculados os indicadores de fiabilidade para os itens e doentes. A fiabilidade da calibração de um item e de medida de um doente é expressa e interpretada na escala de 0 a 1 (da mesma forma que o índice alfa de Cronbach é interpretado), ou pode ser transformado num índice de separação dos itens ou dos doentes. Quer a fiabilidade da calibração dos itens ou de medida dos doentes, quer o índice de separação, traduzem a capacidade do teste em fazer a separação dos itens e dos doentes ao longo do *continuum* que é a variável. Quanto maior for número maior será confiança na reprodução dos resultados se utilizássemos o teste numa população semelhante ou, no caso dos doentes se utilizássemos um outro teste com a mesma capacidade de medida.

O sumário dos ajustes estatísticos foi efectuado. As estimativas de ajuste não padronizadas, isto é, as médias quadradas, são modeladas pelo algoritmo de Rasch para terem uma média de 1. Nos valores de ajuste padronizado os valores são transformados, esperando-se como resultados ideais uma média de 0 e desvios-padrão de 1.

7.2. Resultados

7.2.1. *CdV-47*

Efectuaram-se 191 questionários a doentes oncológicos portugueses, dos quais 185 foram avaliáveis, 6 tinham respostas imprecisas.

Nos diagnósticos dos doentes, verificou-se um predomínio dos tumores sólidos (81%) e, destes, os mais frequentes foram as neoplasias do tubo digestivo (32%) e da neoplasia da mama (27%). As doenças hemato-oncológicas representaram nesta amostra 19% dos casos.

Para 165 doentes caracterizou-se o estadio da neoplasia: 18 estadio I; 49 estadio II; 49 estadio III; e 58 estadio IV. Para 19 doentes não foi possível saber.

Na altura da realização do questionário, 101 doentes estavam assintomáticos e 66 estavam sintomáticos. Para 18 doentes não foi possível saber se tinham ou não sintomas.

Em relação às atitudes terapêuticas antineoplásicas, 16 doentes ainda não tinham sido tratados; 81 estavam a fazer tratamento ou tinham-no terminado há menos de 2 meses e 70 estavam em acompanhamento clínico, tendo terminado a terapêutica há mais de 2 meses.

124   *Qualidade de Vida e Oncologia*

Avaliando as respostas sobre qual o diagnóstico que lhes tinha sido transmitido, 97 doentes desconheciam-no ou referiam um diagnóstico não oncológico, enquanto que 88 diziam ter-lhes sido diagnosticada uma neoplasia.

Na pergunta, "o que pensa que tem", 93 doentes desconheciam ou referiam não ter um diagnóstico oncológico, enquanto que 92 afirmaram ter o diagnóstico de neoplasia.

O tempo médio de resposta ao questionário foi de 10,14m (DP ± 5,15). A análise à influência do tempo de resposta, em função do sexo, da idade, da escolaridade e do "performance status", não mostrou diferenças significativas. Apesar de se verificar um doente com tempo de resposta de 40 minutos, a maioria dos doentes demorou menos de 20 minutos,

Para o preenchimento dos questionários 51 doentes (27,6%) necessitaram de assistência.

Dos 185 doentes 17 encontravam-se hospitalizados e os restantes em ambulatório.

O nível de escolaridade foi caracterizado para 170 doentes: 22 eram iletrados, 80 tinham um nível de escolaridade primária, 44 tinham frequência de escola secundária e 24 tinham frequência universitária.

Em relação ao local de habitação, 74 viviam em meio rural e 96 em meio urbano.

Para 170 doentes soube-se o estado civil: 139 casados; 16 solteiros; 10 viúvos; e 5 outras situações.

7.2.1.1. Análise pelo Modelo de Rasch

Na tabela 7.1 estão resumidos os cálculos estatísticos globais, expressos como os índices globais de separação e ajuste, e da fiabilidade dos 47 itens que compõem o CdV-47. Estes obtêm-se realizando-se uma estimativa simultânea dos erros-padrão (MNSQ) que nos indica o grau de precisão e confiança. Os valores encontrados são muito bons: fiabilidade expressa pelo índice de separação (medida dos doentes) de 0,98 e (calibração dos itens) de 0,98. Apresentando um INFIT global do modelo de 1,00 (nível de significado de 0,94 – ideal 1) e um OUTFIT de 1,07 (nível de significado de 0,00 – ideal 0).

O sumário dos ajustes estatísticos foi efectuado. As estimativas de ajuste não estandardizadas (isto é, as médias quadradas) são modeladas pelo algoritmo de Rasch para terem uma média de 1. Nesta população encontramos valores para a medida dos doentes de: INFIT de 1,03 (DP=0,52) e de OUTFIT de 1,07(DP=0,45). Os valores para a calibração dos itens são: INFIT de 1,03(DP=0,36) e OUTFIT 1,07(DP=0,45). Estes valores traduzem características psicométricas esperadas de acordo com o modelo de Rasch.

TABELA 7.1

PERSON, ITEM AND STEP SUMMARY - ANALYZED: 185 PACIENS 47 ITEMS 4 CATEGORIES

SUMMARY OF   185 MEASURED (NON-EXTREME) PACIENS

	SCORE	COUNT	MEASURE	ERROR	MNSQ INFIT	MNSQ OUTFIT
MEAN	82.2	46.9	51.65	.77	1.03 .0	1.07 .2
S.D.	20.5	.4	2.61	.08	.39 2.0	.52 2.1
RMSE	.78 ADJ.S.D.	2.49	PACIEN SEP	3.21	PACIEN SEP REL.	.91

SUMMARY OF   47 MEASURED (NON-EXTREME) ITEMS

	SCORE	COUNT	MEASURE	ERROR	MNSQ INFIT	MNSQ OUTFIT
MEAN	323.5	184.6	50.00	.40	1.03 .0	1.07 .3
S.D.	91.1	.8	3.31	.11	.36 3.7	.45 3.9
RMSE	.42 ADJ.S.D.	3.29	ITEM SEP	7.89	ITEM SEP REL.	.98

LOG-LIKELIHOOD FIT OF DATA TO RASCH MEASUREMENT MODEL

CHI-SQUARE	RESPONSES	PARAMETERS	DEGREE/FREE	SIGNIFICANCE
19661.8	8674	235	8439	.000

GLOBAL FIT OF DATA TO RASCH MEASUREMENT MODEL

	MEAN-SQUARE	STANDARDIZED	SIGNIFICANCE
INFIT	1.00	-.08	.94
OUTFIT	1.07	4.06	.00

Na tabela 7.2 estão representados os valores de convergência, onde se demonstram as iterações necessárias para obter as calibrações e as medidas. Não foi excluído da análise nenhum dos 47 itens. Constata-se que os residuais máximos para as pontuações que se vão obtendo, são decrescentes, fazendo com que o processo iterativo seja convergente.

Tabela 7.2
Tabela de Convergência

METHOD	ITERATION	MAX LOGIT MEASURES	CHANGE STEPS	EXTREME PACIEN	5 RANGE ITEMS	ESTIMATING PACIEN	ITEMS	CATS
PROX	1	3.3397	.0525	2.81	3.10	405	47	4
PROX	2	.2759	.5936	3.14	3.32	185	47	4
PROX	3	.0798	.0534	3.18	3.37	185	47	4

METHOD	ITERATION	MAX LOGIT MEASURES	CHANGE STEPS	MAX SCORE MEASURES	RESIDUAL STEPS	FOR PACIEN	ITEM	CAT
UCON	1	.4348	-.0358	17.75	-41.51	154	38*	4
UCON	2	-.0382	-.1096	-3.76	-145.14	84	6*	3
UCON	3	.0920	.0214	-4.72	32.60	42	29*	1
UCON	4	-.0262	-.0300	-1.67	-39.60	16	21*	3
UCON	5	.0264	-.0105	-1.41	14.36	42	18*	1
UCON	6	.0101	-.0088	-.61	-11.63	16	37*	3
UCON	7	.0078	-.0039	-.42	5.15	24	18*	1

A figura 7.1 representa a calibração dos itens e dos valores de medida obtidos para os doentes. O modelo de Rasch permitiu situar ao longo do *continuum* os itens e os doentes de acordo com as observações.

Na Tabela 7.3 apresentam-se os valores de medida obtidos, ordenados de forma decrescente, com os respectivos índices de ajuste (INFIT e OUTFIT). Na coluna 1 está o número de ordem do item no questionário. Na coluna 2 ("Raw Score") está a pontuação obtida, que dizer a soma de pontos atribuídos a cada item pela resposta dada (nada=0; pouco=1; bastante=2; muito=3). É conveniente relembrar que as pontuações foram invertidas para as questões formuladas "em negativo". A terceira coluna (COUNT) é o número total de doentes que responderam a este item. À sua direita a coluna (MEASURE) onde estão indicadas as calibrações do item segundo o modelo e Rasch. As colunas seguintes correspondem aos índices de ajuste (INFIT – OUTFIT) e as suas características estatísticas associadas: MNSQ (soma média dos quadrados não padronizados) e ZSTD (residuais padronizados). A coluna seguinte PTBIS mostra os pontos bisseriais, que são a relação entre a medida obtida pelo modelo e a pontuação simples obtida das respostas, quando o valor é positivo quer dizer que os dois valores cursam no mesmo sentido (uma única dimensão), é um indicador de descriminação dos itens, habitualmente não se utiliza este parâmetro para os indivíduos.

Exemplo de uso do Modelo de RASCH na Cons. de um Questionário de QdV   127

Figura 7.1

PERSON AND ITEM DISTRIBUTION MAP INPUT: 185 PACIENS   47 ITEMS   4 CATEGORIES

```
                              MAP OF PACIENS AND ITEMS
   MEASURE                                                              MEASURE
              ———PACIENS—+—ITEMS  — LOW —+—ITEMS  — MEAN—+—ITEMS   — HIGH
     62.0                 +              +              +                62.0
                                                        XX
     61.0                 +              +              X  X             61.0
                                                        X
     60.0                 +              +              +                60.0
                                                        X
     59.0                 +              +              +                59.0
                    .                                   XX
     58.0            #     +              +              XXX             58.0
                    #                                   XXX
     57.0           .#     +              +              XX              57.0
                    .                                   XXXX
     56.0           ##     +              X              XXXXXXX         56.0
                   .#                     XX             XXXXXXX
     55.0           ##     +              X              X               55.0
                 .####                                   X
     54.0        .####     +              X              X               54.0
              .########                                  XX
     53.0        ####      +              X              +               53.0
                 .####                    XXX            X
     52.0      #######     +              XXXX           X               52.0
                .#####                    X              X
     51.0      .#######    +              XXXXX          X               51.0
                ######                    XXXXXX         X
     50.0      #######     + XXX          XXXXXXX        +                50.0
                #####                     XXX
     49.0         .##      + X            X              XX              49.0
                ####       + X
     48.0        .####     +              XX             +                48.0
                .###                      X
     47.0          .#      + XXX          X              +                47.0
                  #        + XXXXX        X
     46.0          .       + X            X              +                46.0
                          + XXXX          X
     45.0                  + XXXXX        X              +                45.0
                          + XXXXXX
     44.0                  + XXXXX        +              X               44.0
                          + XX            X
     43.0                  +              X              +                43.0
                          + XX
     42.0                  + X            +              +                42.0
     41.0                  + XX           +              +                41.0
                          + X
     40.0                  + X            +              +                40.0
                          + X
     39.0                  +              X              +                39.0
     38.0                  + X            +              +                38.0
                          + X
     37.0                  +              +              +                37.0
     36.0                  +              +              +                36.0
     35.0                  +              +              +                35.0
     34.0                  +              +              +                34.0
     33.0                  + X            +              +                33.0
     32.0       ———PACIENS—+—ITEMS  — LOW —+—ITEMS  — MEAN—+—ITEMS   — HIGH   32.0
       EACH '#' IN THE PACIEN COLUMN IS   2 PACIENS; EACH '.' IS 1 PACIEN
```

128   *Qualidade de Vida e Oncologia*

Por último a coluna ITEMS, onde se resume o item para mais fácil identificação, dispondo-se para isso de um máximo de 30 caracteres. Os índices que têm maior capacidade de medida são aqueles que têm uma pontuação mais baixa, enquanto que os que tem uma pontuação mais alta têm menor capacidade. Quer dizer que o item 39, logo seguido dos itens 13 e 47, é o que tem características comuns à maioria dos doentes.

TABELA 7.3
Estatística dos itens, por ordem de medida

R MODEL   "BIGSTEPS" RASCH ANALYSIS
ANALYZED: 185 PACIENS   47 ITEMS   4 CATEGORIES

ITEMS STATISTICS: MEASURE ORDER

ENTRY NUM	RAW SCORE	COUNT	MEASURE	ERROR	INFIT MNSQ	INFIT ZSTD	OUTFIT MNSQ	OUTFIT ZSTD	PTBIS	ITEMS
38	141	185	55.8	.4	1.13	1.3	1.05	.5	.34	Por , lembra-se mais de Deus?
26	146	185	55.7	.4	.90	-.9	.85	-1.3	.53	Record. muitas vezes sua vida
22	147	185	55.6	.4	.89	-1.1	.80	-1.7	.60	Tem medo doença se complique
36	169	185	54.8	.4	.77	-2.4	.75	-2.3	.59	Pensa muitas vezes na doença?
23	193	185	54.1	.4	1.00	.0	.97	-.3	.48	mais preocupado com a família
33	234	184	52.8	.4	1.83	9.8	1.99	9.9	.16	Se sua doença não tivesse cura
15	240	184	52.6	.4	.52	-5.6	.52	-5.3	.68	É capaz fazer esforços físico?
32	242	185	52.6	.4	.84	-1.9	.83	-1.9	.50	Sente-se tenso, nervoso ou irr
24	253	185	52.3	.4	.70	-3.5	.69	-3.5	.57	Precisa de descansar mais?
17	258	185	52.2	.4	.61	-4.6	.61	-4.5	.53	Sente-se calmo e relaxado?
11	262	185	52.1	.4	1.35	4.1	1.35	4.0	.44	Tem medo vir ter perturbações
35	266	185	51.9	.4	.74	-3.2	.73	-3.1	.67	Sente-se triste?
30	268	185	51.9	.4	.87	-1.5	.88	-1.4	.55	Tem sensação de angústia ou
16	282	184	51.4	.4	.60	-4.8	.60	-4.6	.76	É capaz fazer seu trabalho hab
7	291	185	51.2	.4	.87	-1.6	.87	-1.5	.48	Necess. ir médico muit. Vezes
10	297	185	51.1	.4	1.34	4.1	1.31	3.5	.49	Tem medo de ter hemorragias
27	298	185	51.0	.4	.84	-1.9	.87	-1.5	.62	Tem dificuldade concentrar-se?
43	301	185	51.0	.4	1.25	3.0	1.29	3.3	.41	A doença afectou a vida sexual
25	304	185	50.9	.4	.76	-2.8	.78	-2.5	.66	Sente-se fraco?
1	313	185	50.6	.4	.58	-5.0	.59	-4.6	.66	Capacidade realizar todas acti.
31	311	183	50.6	.4	1.03	.4	1.02	.2	.43	Mantém o interesse passatempos
9	316	185	50.5	.4	.85	-1.7	.91	-1.0	.22	A sua capacidade física está redz.
28	316	182	50.4	.4	2.01	9.9	2.44	9.9	-.36	O seu aspecto actual preocupa-o?
5	321	184	50.3	.4	.64	-4.2	.67	-3.6	.35	Dorme o suficiente?
8	319	182	50.3	.4	.81	-2.2	.87	-1.4	.40	Tem apetite?
40	325	184	50.2	.4	.73	-3.1	.73	-2.9	.58	Sente-se deprimido?
4	329	185	50.2	.4	.71	-3.4	.71	-3.1	.52	Sente necess. de estar na cama
42	329	183	50.1	.4	1.07	.9	1.13	1.4	.21	Recebeu inf. sobre a doença?
20	334	185	50.0	.4	1.06	.7	1.05	.6	.49	Repercute doença na sua vida s
41	340	185	49.8	.4	1.34	3.9	1.45	4.8	.38	Perdeu peso?
44	340	185	49.8	.4	1.09	1.1	1.05	.6	.48	A doença afectou economicament
46	340	184	49.8	.4	1.37	4.3	1.74	7.8	-.08	Sente mais vontade de falar co
12	337	182	49.7	.4	.93	-.8	1.11	1.2	.25	Pode comer alimento mais gost
45	345	184	49.7	.4	1.18	2.1	1.18	1.9	.32	Os efeitos secundários (vómito
2	357	185	49.3	.4	.55	-5.1	.55	-4.6	.72	Consegue deslocar-se e passea
14	366	185	49.1	.4	1.76	8.5	1.95	9.4	.15	Pode utilizar o WC sem ajuda?
6	394	185	48.1	.4	1.19	2.0	1.17	1.5	.36	Agora tem mais pesadelos do
3	396	185	48.1	.4	.62	-4.0	.62	-3.4	.67	Pode cuidar de si mesmo?
21	407	185	47.7	.4	.91	-.9	.93	-.6	.46	Sente dores?
37	431	185	46.8	.4	1.23	2.1	1.11	.9	.38	A proibição hábitos (fumar, be
34	436	184	46.5	.4	.91	-.8	.98	-.1	.13	Pensa tratamentos são eficazes
18	451	185	45.9	.5	.78	-1.8	.70	-2.1	.55	Consegue vestir-se sozinho?
29	459	185	45.5	.5	1.49	3.9	2.57	9.9	-.12	Agora dá mais valor à vida?
19	470	185	45.0	.5	1.14	1.0	1.20	1.3	.31	É capaz de comer sem ajuda?
47	495	185	43.4	.6	1.23	1.5	1.37	2.0	.03	Sente-se apoiado pela família
13	498	185	43.2	.6	1.47	2.9	1.37	2.0	.34	Sente necess. estar internado?
39	536	185	38.3	1.0	1.82	3.1	1.29	1.0	.21	Pensou em suicidar-se?

Pont: soma das pontuações do teste. *Freq*: n.º de pessoas que responderam. *Medida*; medida do item e seu desvio-padrão. INFIT e OUTFIT: medidas de ajuste com valores estatísticos MNSQ (soma média de quadrados dos residuais não padronizados) e ZSTD (residuais padronizados); seguem aproximadamente uma distribuição normal.

Exemplo de uso do Modelo de RASCH na Cons. de um Questionário de QdV 129

Na Tabela 7.4 representa-se a análise dos doentes, com respeito aos itens, e ordenados por medida de QdV. O doente com melhor QdV, identificado com o nº46, tem um valor de 58,6, seguido do nº110 com 58,0. O doente com valor mais baixo é o nº32, com 46,0. Na coluna "name" encontram-se representadas as características de cada doente, que numa fase posterior nos vai permitir correlacionar estas com a medida obtida.

TABELA 7.4
Estatística dos doentes, por ordem de medida

```
R MODEL  "BIGSTEPS" RASCH ANALYSIS  VER. 2.29
ANALYZED:   185 PACIENS    47 ITEMS     4 CATEGORIES
```

PACIEN STATISTICS: MEASURE ORDER

ENTRY NUM	RAW SCORE	COUNT	MEASURE	ERROR	INFIT MNSQ	ZSTD	OUTFIT MNSQ	ZSTD	PTBIS	NAME
46	126	47	58.6	1.2	2.23	3.9	2.30	3.2	.14	P046 1 1 0 1 II V 2 2 B 1 7 2
110	124	47	58.0	1.1	1.66	-1.1	.65	-.9	.40	P110 0 1 0 1 III V 3 2 A 5 5 2
183	123	47	57.8	1.1	1.98	3.4	3.35	6.3	-.09	P183 0 0 0 1 III V 3 2 A 5 5 2
18	122	47	57.5	1.1	1.14	.5	1.29	.8	.22	P018 0 1 0 1 III V 3 2 A 5 5 2
139	121	47	57.3	1.0	1.63	2.3	1.84	2.4	.01	P139 1 0 0 0 IV V 1 2 B 6 0 2
154	120	47	57.1	1.0	.80	-.7	.87	-.4	.33	P154 0 0 1 1 III V 3 2 B 6 6 2
76	117	46	57.0	1.0	2.24	4.6	3.04	5.9	.08	P076 1 1 0 1 II V 2 2 A 5 6 2
118	117	47	57.0	1.0	1.48	1.8	1.38	1.1	.28	P118 0 1 0 1 II M 3 2 A 5 5 2
144	117	47	56.4	1.0	1.60	2.4	2.49	4.6	-.08	P144 0 0 0 0 I V 1 2 A 5 5 2
42	116	47	56.2	.9	1.47	1.9	1.33	1.1	.46	P042 0 1 0 1 II M 2 2 A 5 5 1
24	114	47	55.9	.9	2.17	5.0	2.68	5.6	.02	P024 0 1 0 1 I M 2 2 A 3 3 1
156	114	47	55.9	.9	.83	-.7	.70	-1.0	.59	P156 0 0 1 1 IV M 3 2 A 5 5 1
132	111	46	55.8	.9	1.20	.8	1.32	1.1	.18	P132 0 1 0 0 I M 3 2 6 7 2
115	110	46	55.6	.9	1.24	1.1	1.35	1.2	.26	P115 0 1 0 1 II M 3 2 A 5 5 1
160	111	47	55.3	.9	.83	-.8	.94	-.2	.06	P160 0 0 0 1 III V 2 2 A 7 7 2
16	108	46	55.3	.9	.89	-.5	.91	-.3	.39	P016 0 1 1 1 II M 3 2 A 7 0 2
39	110	47	55.2	.9	1.33	1.5	1.22	.8	.39	P049 1 1 0 1 II M 3 2 A 0 0 2
174	109	47	55.0	.9	1.23	1.0	.98	-.1	.53	P174 0 1 1 1 II M 3 2 A 5 5 2
79	108	47	54.9	.8	2.11	5.2	1.92	3.4	.42	P079 0 0 0 0 III M 1 2 A 5 5 1
138	108	47	54.9	.8	.95	-.2	1.11	.4	.35	P138 0 0 0 1 V 2 2 A 5 5 2

doentes situados entre os primeiros 20 e últimos vinte omitidos

ENTRY NUM	RAW SCORE	COUNT	MEASURE	ERROR	INFIT MNSQ	ZSTD	OUTFIT MNSQ	ZSTD	PTBIS	NAME
65	54	47	48.2	.7	1.09	.5	1.01	.1	.54	P065 1 1 0 1 I M 2 2 A 6 6 2
93	54	47	48.2	.7	1.46	2.6	1.57	2.8	.32	P093 2 1 0 1 IV M 2 2 B 5 5 1
177	53	46	48.2	.8	1.43	2.4	1.48	2.4	.18	P177 3 0 0 0 IV V 1 1 B 5 5 2
178	50	44	48.1	.8	1.63	3.3	1.58	2.7	.54	P178 2 1 0 0 IV M 2 2 B 5 3 2
72	53	47	48.1	.8	.77	-1.2	.73	-1.3	.68	P072 1 0 0 1 IV V 2 2 B 6 7 1
137	51	47	47.9	.8	1.25	1.4	1.19	.9	.63	P137 1 0 1 1 III V 3 2 B 5 5 1
159	51	47	47.9	.8	1.27	1.5	1.25	1.2	.51	P159 0 1 0 1 IV M 2 2 B 5 5 2
95	50	47	47.7	.8	.55	-2.4	.62	-1.8	.57	P095 2 0 0 0 III V 1 1 B 2 7 1
164	50	47	47.7	.8	.58	-2.3	.56	-2.1	.64	P164 2 1 1 1 IV M 2 2 B 4 4 2
70	49	47	47.6	.8	1.77	4.1	1.77	3.7	.33	P070 2 1 0 1 III V 2 2 B 6 6 1
94	49	47	47.6	.8	.47	-2.8	.49	-2.4	.66	P094 2 0 0 0 IV V 1 1 B 1 6 1
96	49	47	47.6	.8	.90	-.5	.97	-.2	.45	P096 0 0 0 0 IV V 1 1 B 1 1 1
91	48	47	47.5	.8	1.37	2.0	1.52	2.4	.44	P091 1 0 0 1 IV V 2 2 A 2 7 1
184	47	47	47.3	.8	1.04	.2	1.06	.3	.59	P184 1 1 1 1 IV M 2 2 B 6 0 1
181	45	47	47.1	.8	.69	-1.6	.72	-1.3	.54	P181 3 0 0 0 III M 1 1 B 1 6 1
51	43	45	47.0	.8	1.32	1.6	1.29	1.3	.52	P051 4 1 0 1 IV V 2 2 B 5 5 2
88	42	46	46.8	.8	1.65	3.2	1.76	3.3	.36	P088 1 1 0 1 IV V 2 2 B 5 5 2
75	42	47	46.6	.8	1.36	1.8	1.24	1.0	.59	P075 2 0 0 1 IV V 2 2 B 6 6 2
44	41	47	46.5	.8	1.18	.9	1.30	1.3	.23	P044 1 1 0 1 IV M 2 2 B 5 5 1
32	38	47	46.0	.8	1.31	1.4	1.27	1.1	.53	P032 2 0 1 1 IV M 3 1 B 7 7 1

Pont: soma das pontuações do teste. *Freq*: nº itens respondidos. *Medida*: medida da QdV do doente e desvio padrão. INFIT e OUTFIT: medidas de ajuste com valores estatísticos MNSQ (soma média de quadrados dos residuais não padronizados) e ZSTD (residual padronizado); seguem aproximadamente uma distribuição normal.
a)-apresentam-se apenas os 20 doentes com medida de QdV mais elevada e mais baixa, ficando excluídos 145 desta tabela.

130 Qualidade de Vida e Oncologia

Após terem sido efectuados estes cálculos, o passo seguinte numa análise pelo modelo de Rasch, é verificar até que ponto o painel de observações da amostra se ajusta às expectativas do modelo. A validade é determinada a partir da discrepância entre uma observação particular e a expectativa de resposta. Esta permite identificar as observações individuais, cujos valores pelos seus níveis de desajuste não são úteis para a construção de uma variável latente. A validade funcional de um item é determinada pela análise da validade das respostas a esse item. Assim podemos identificar quais os itens que não estão a fornecer informação da forma esperada.

Nas Tabelas 7.5 e 7.6 são apresentados dois exemplos de análise dos valores residuais de item e de doente, respectivamente, para os quais se verificou maior desajuste. O item 28 ("O seu aspecto actual preocupa-o?") foi aquele para o qual um maior número de doentes deu respostas desajustadas em relação ao esperado. O doente 104 respondeu a 8 itens com valores mais altos do que o esperado e 9 itens com respostas mais baixo.

TABELA 7.5

Exemplo de análise de ajuste de um item

```
Item nº 28  medida: 50,4
                          Infit (DP) 9,9      Outfit (DP) 9,9
                doente
Resposta   1-25      0 1 3 1 3    2 3 3 2 2    3 3 3 2 2    0 2 0 2 1    1 0 3 0 1
Residual             -2   1   1                1 1 1        -3  -4       -2 1-3-1
Resposta   26-50     2 2 3 3 3    M 1 3 2 1    3 2 0 2 3    2 3 3 0 3    0 2 1 0 2
Residual               1 1 1            1      1 -2   1       1   1      -5 -1-1
Resposta   51-75     2 1 1 3 0    2 1 2 3 3    1 2 0 3 3    1 2 1 1 3    3 3 2 3 3
Residual             1  -1 1-2      -1   1 1       -1 1 2    -1       2    1 2    2 2
Resposta   76-100    0 1 1 0 1    0 1 3 1 1    3 2 M 2 2    3 1 3 1 1    1 3 3 3 0
Residual             -4  -1-2       -2  2-1-1    1             2   2      1 1 1-2
Resposta   101-125   2 1 M 2 3    1 3 3 3 2    1 3 2 1 0    2 0 1 3 0    3 1 0 1 1
Residual                   1     -1 2 1 1-1        -1-3       -2-2  -1     -1-2
Resposta   126-150   2 3 3 2 2    3 1 3 0 0    0 0 2 0 3    3 3 1 0 2    2 2 1 3 1
Residual             1 1         1-2 1-2-2      -1-1  -4 1    1  -1-3              -1
Resposta   151-175   1 2 1 3 2    1 1 2 3 2    2 3 3 1 2    1 1 2 3 1    0 3 0 1 3
Residual             -1          -2-1   2       1 1              1      -1 1-2-1 1
Resposta   176-185   2 1 1 1 2    1 1 0 3 3
Residual                         -4 2 1
```

Respostas dos doentes a este item (*Resposta*) e os valores inferiores são os residuais. Os valores M correspondem a doentes que não responderam. Um residual positivo indica uma pontuação mais alta do que a esperada e um negativo o contrário.

Exemplo de uso do Modelo de RASCH na Cons. de um Questionário de QdV   131

TABELA 7.6
Exemplo de análise de ajuste de um doente

```
Doente nº104 medida: 54,3
                              Infit (DP) 9,9    Outfit (DP) 5,91
           itens
Resposta   1-25     3 3 0 2 0   3 3 2 3 3   3 2 0 3 3   3 3 3 3 0   0 2 3 3 3
residual            -3  -2                  1 -7 1     1 1    -2 -4   1 1
Resposta   26-47    1 1 2 0 3   3 3 0 3 2   2 3 1 3 3   3 3 3 3 3   0 3
residual            -1  -5 1    1-1                               -2
```
Respostas deste doente a cada item (*Resposta*) e os valores inferiores são os residuais.
Os valores M correspondem a perguntas não respondidas. Um residual positivo indica uma
pontuação mais alta do que a esperada e um negativo o contrário.

Na Figura 7.2 encontram-se representados os valores de desajuste OUTFIT e INFIT dos doentes. Na área marcada a cinzento posicionam--se os doentes com maior desajuste.

FIGURA 7.2

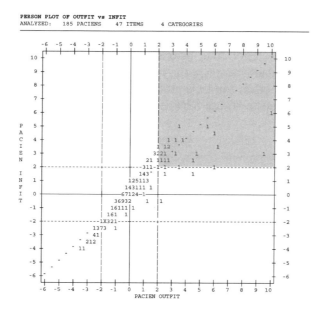

Na Figura 7.3 encontram-se representados os valores de desajuste OUTFIT e INFIT dos itens. Na área marcada a cinzento posicionam-se os doentes com maior desajuste.

FIGURA 7.3

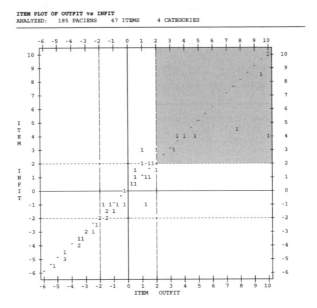

A Figura 7.4 representa, para um determinado item, a correlação entre a probabilidade de resposta de um doente e a medida relativa. Neste caso, se a medida for 40, a probabilidade de se obter a resposta "1" é de 18%, e a resposta "0" de 82%, e para as repostas "2" e "3" é de 0%.

FIGURA 7.4

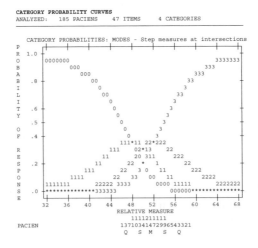

Exemplo de uso do Modelo de RASCH na Cons. de um Questionário de QdV   133

Na Tabela 7.7 e Figura 7.5 representa-se a relação entre a pontuação do questionário e a medida de QdV, desde que o doente responda a todos os itens. Se pretendermos apenas saber a medida de QdV global, e prescindirmos da valiosa informação que a análise pelo modelo de Rasch nos fornece a nível de cada item em particular, basta fazer corresponder a pontuação obtida com o valor na tabela ou no gráfico. A medida de QdV com o modelo Rasch é possível mesmo que sejam respondidas apenas algumas perguntas.

TABELA 7.7
Tabela de medida de QdV-47 (teste completo)

WITH MINIMUM SCORE OF   0 AND MAXIMUM OF   141

SCORE	MEASURE	S.E.	SCORE	MEASURE	S.E.	SCORE	MEASURE	S.E.	SCORE	MEASURE	S.E.
0	25.5E	6.4	36	45.7	.9	72	50.3	.7	108	54.8	.8
1	28.6	4.5	37	45.9	.8	73	50.5	.7	109	55.0	.9
2	31.7	3.2	38	46.1	.8	74	50.6	.7	110	55.2	.9
3	33.5	2.6	39	46.2	.8	75	50.7	.7	111	55.3	.9
4	34.8	2.3	40	46.4	.8	76	50.8	.7	112	55.5	.9
5	35.9	2.0	41	46.5	.8	77	50.9	.7	113	55.7	.9
6	36.7	1.9	42	46.6	.8	78	51.0	.7	114	55.9	.9
7	37.4	1.7	43	46.8	.8	79	51.1	.7	115	56.0	.9
8	38.0	1.6	44	46.9	.8	80	51.2	.7	116	56.2	.9
9	38.6	1.6	45	47.1	.8	81	51.4	.7	117	56.4	1.0
10	39.1	1.5	46	47.2	.8	82	51.5	.7	118	56.6	1.0
11	39.6	1.4	47	47.3	.8	83	51.6	.7	119	56.8	1.0
12	40.0	1.4	48	47.5	.8	84	51.7	.7	120	57.1	1.0
13	40.4	1.3	49	47.6	.8	85	51.8	.7	121	57.3	1.0
14	40.8	1.3	50	47.7	.8	86	51.9	.7	122	57.5	1.1
15	41.1	1.2	51	47.9	.8	87	52.1	.7	123	57.8	1.1
16	41.4	1.2	52	48.0	.8	88	52.2	.7	124	58.0	1.1
17	41.7	1.2	53	48.1	.8	89	52.3	.7	125	58.3	1.1
18	42.0	1.1	54	48.2	.7	90	52.4	.7	126	58.6	1.2
19	42.3	1.1	55	48.4	.7	91	52.5	.7	127	58.9	1.2
20	42.6	1.1	56	48.5	.7	92	52.7	.7	128	59.2	1.3
21	42.8	1.1	57	48.6	.7	93	52.8	.8	129	59.6	1.3
22	43.1	1.0	58	48.7	.7	94	52.9	.8	130	60.0	1.4
23	43.3	1.0	59	48.8	.7	95	53.0	.8	131	60.4	1.4
24	43.5	1.0	60	49.0	.7	96	53.2	.8	132	60.9	1.5
25	43.7	1.0	61	49.1	.7	97	53.3	.8	133	61.4	1.6
26	43.9	1.0	62	49.2	.7	98	53.4	.8	134	62.0	1.7
27	44.1	1.0	63	49.3	.7	99	53.6	.8	135	62.7	1.8
28	44.3	.9	64	49.4	.7	100	53.7	.8	136	63.5	2.0
29	44.5	.9	65	49.5	.7	101	53.8	.8	137	64.5	2.2
30	44.7	.9	66	49.7	.7	102	54.0	.8	138	65.8	2.6
31	44.9	.9	67	49.8	.7	103	54.1	.8	139	67.6	3.2
32	45.1	.9	68	49.9	.7	104	54.3	.8	140	70.7	4.5
33	45.3	.9	69	50.0	.7	105	54.4	.8	141	73.8E	6.4
34	45.4	.9	70	50.1	.7	106	54.5	.8			
35	45.6	.9	71	50.2	.7	107	54.7	.8			

Figura 7.5

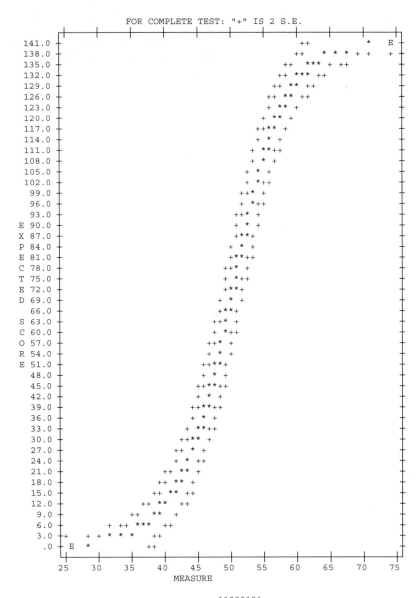

Vários itens e vários doentes desajustam. As tabelas 7.8 e 7.9 representam o tipo de reflexões que o modelo de Rasch nos pode permitir, o que não seria possível com os métodos estatísticos clássicos de validação de questionários de medição de QdV. As tabelas são intencionalmente apresentadas sob a forma "anotações" da leitura dos resultados. A análise efectuada levou à tomada de decisões (ex. necessidade de exclusão ou modificação de um item do questionário), ou à interpretação de resultados (ex. doentes que não queriam responder e assinalaram respostas aleatórias, ou erros de indexação de dados).

A tabela 7.8 representa exemplos de análise de alguns doentes que desajustaram ao responderam ao CdV-47. A informação obtida da análise destes dados é muito útil para avaliar se a medida obtida pelo questionário corresponde ou não às expectativas que se tinham (validade). O modelo *per si*, mostrou ser eficiente durante a análise das observações. Foi detectado um doente do qual, por lapso, todos os dados introduzidos no computador foram trocados; para outros doentes verificámos que este erro ocorreu apenas para alguns itens. Estes exemplos de desajuste ao modelo, apenas significam que é necessário uma interpretação individual dos resultados e que o desajuste não invalida *per si* a medida obtida para o indivíduo, mas que chama a atenção para um padrão de respostas que é diferente da maioria[311].

Os resultados obtidos para o doente número 29 ilustram o interesse do CdV-47 numa perspectiva de se obter benefício a nível individual com a utilização do questionário. A medida obtida foi de 50,1, mas mais importante do que a pontuação total foi o sinal de alerta para o risco de suicídio, que foi possível detectar pela análise dos itens que desajustavam. Esta situação não tinha sido percebida durante a consulta. A doente foi orientada para suporte psiquiátrico. Tal como neste caso, qualquer doente que apresente itens que desajustem, estes devem ser analisados. Assim, se antes da consulta médica o doente já tiver respondido ao questionário e a análise pelo modelo de Rasch for facultada ao clínico, este vai dispor, para além da medida global de QdV, de informação que pode permitir orientar a consulta para problemas que eventualmente nem viessem a ser detectados.

Nesta fase do trabalho foi já possível afirmar que a qualidade de vida dos doentes oncológicos pode ser considerada como uma variável latente definida pelos itens utilizados no questionário CdV-47, com características psicométricas razoáveis de coerência interna e validade.

Tabela 7.8
Análise dos desajustes por item

Item nº	Comentários
28	Medida: 50,4; OUTFIT − 9.90; INFIT 9.90 **Preocupa-se com o seu aspecto actual?** É difícil explicar porque desajusta; os valores positivos e negativos de desajuste não estão relacionados com o sexo; que parecia ser uma possível explicação.
33	Medida: 52,8; OUTFIT − 9.90; INFIT 9.78 **Se a sua doença não tivesse cura, desejaria que terminasse rapidamente?** Esta questão desajusta por ser ambígua, isto é, pode ser interpretada no sentido de "querer curar rapidamente", ou "querer morrer rapidamente"; para a fase seguinte do trabalho tem que ser reformulada ou excluída.
14	Medida 49,1; OUTFIT − 9.44; INFIT 8.46 **Consegue ir ao quarto de banho sem ajuda?** Alguns doentes devem ter interpretado mal a questão, por esta ser ambígua: "...consegue defecar?" ou "...consegue deslocar-se?"; tem que ser reformulada ou excluída.
46	Medida: 49,8; OUTFIT − 7,80; INFIT 4,30 **Sente mais desejo de comunicar com as pessoas que o rodeiam (família, médicos, amigos, etc...)?** A expressão "mais desejo de comunicar" talvez não seja fácil de compreender para um grande número de doentes e daí o seu desajuste.
11	Medida: 52,1; OUTFIT − 3.95; INFIT 4.14 **Tem medo de vir a ter perturbações ou doenças mentais?** Não se encontrou justificação para o desajuste. Provavelmente a dificuldade de compreensão dos conceitos expressos na pergunta.
10	Medida: 51,1; OUTFIT − 3.47; INFIT 4.09 **Tem medo de ter hemorragias pela boca ou pelo ânus?** Aparentemente sem relação com o sexo, o desajuste por grupo que se verificava no questionário inicial de 85 perguntas, quando se perguntava se "tinha medo de ter hemorragias" não se verifica no presente grupo de doentes.
29	Medida: 45,5; OUTFIT − 9.90; INFIT 3.93 **Agora dá mais valor à vida?** Pergunta mal formulada.
39	Medida: 38,3; OUTFIT − 0.97; INFIT 3.08 **Pensou em suicidar-se?** Quanto à pergunta sobre o suicídio, o desajuste é pontual em poucos doentes, e em alguns deles, apesar de estatisticamente haver um desajuste, a situação expressa no questionário é real. Verificámos um erro de indexação na doente 107, a resposta correcta é "0", em lugar de "2", foi corrigido.
43	Medida: 51,0; OUTFIT − 3.30; INFIT 3.04 **A sua doença afectou a sua vida sexual?** Tem desajustes muito dispersos, para a qual não se encontrou uma justificação plausível.

Exemplo de uso do Modelo de RASCH na Cons. de um Questionário de QdV   137

TABELA 7.9

Análise dos desajustes por doente

Doente 104 – OUTFIT - 9.90; INFIT - 5.91
Verificou-se que existiu um erro na introdução dos dados no computador. Todas as respostas foram invertidas.

Doente 79 – OUTFIT – 3.40; INFIT - 5.18
O doente só deu respostas nos extremos (0 ou 3), provavelmente respondeu ao inquérito de forma aleatória, sem querer colaborar, ou de todo não compreendeu como responder às questões.

Doente 24 – OUTFIT-5.55; INFIT-4.97
Doente de 74 anos que teve ajuda nas respostas; é provável que estas tenham sido influenciadas pelo entrevistador.

Doente 76 – OUTFIT-5.91; INFIT-4.62
A resposta 28 está desajustada, mas questiona um homem de 62 anos quanto ao aspecto; a resposta " 0" pode ser sincera. A resposta 29 pode ser um erro de interpretação. Na resposta 46, o doente parece estar deprimido, na questão sobre "o desejo da doença terminar rapidamente", para além de responder, escreveu que "por ele sim pela família não", pelo que a resposta parece correcta ao referir que não tem vontade de falar com a família.

Doente 25 – OUTFIT-2.83; INFIT-4.23
Teve ajuda nas respostas; é provável que estas tenham sido influenciadas pelo entrevistador.

Doente 70 – OUTFIT-3.66; INFIT4.05
As perguntas 2, 4, 5, 13 e 21, apesar de desajustadas parecem estar de acordo com o estado clínico. As perguntas 9, 28 estão em nítida contradição. A questão 11 não deve ter sido compreendida. Teve ajuda nas respostas, é provável que estas tenham sido influenciadas pelo entrevistador.

Doente 46 – OUTFIT-3.23; INFIT-3.90
Pergunta 12 porque desajustava porque se verificou um erro de indexação, o número correcto é "2", em lugar de "0". A resposta 28 está desajustada, mas questiona um homem de 67 anos quanto ao aspecto, pelo que a resposta " 0" pode ser sincera. Resposta 41, pode ser correcta, eventualmente o doente pode ter perdido bastante peso, e apesar disso manter uma actividade física surpreendente para a perda de peso verificada.

Doente 183 – OUTFIT-6.34; INFIT-3.39
Perguntas 28 e 29, trata-se de um homem novo, que eventualmente é sincero ao responder que não se interessa pelo aspecto actual e não dá mais valor à vida agora.
Não se encontram justificações para as perguntas 46 e 47.

Doente 50 – OUTFIT-2.68; INFIT-3.37
Conjunto de múltiplas perguntas com valores positivos e negativos, sem justificação evidente. Teve ajuda nas respostas; é provável que estas tenham sido influenciadas pelo entrevistador.

Doente 88 – OUTFIT-3.31; INFIT-3.20
Tem várias perguntas com desajuste, de difícil avaliação

Doente 84 – OUTFIT-4.75; INFIT-3.15
Pergunta 24 há provavelmente ambiguidade na interpretação. Pergunta 19 sem justificação plausível para o desajuste.

Doente 29 – OUTFIT-9.47; INFIT-3.00
Na pergunta 39, a doente refere vontade de se suicidar. Esta vontade era real, houve oportunidade de questionar directamente a doente após se conhecer esta resposta e confirmou-se a intenção suicida. Para além da doença oncológica, o marido ao saber o diagnóstico da esposa abandonou o lar. A pergunta 47 tem idêntica justificação.

Doente 144 – OUTFIT-4.62; INFIT-2.39
Perguntas 28 e 29, não encontrámos explicação para o desajuste.

Doente 139 – OUTFIT-2.38; INFIT-2.39
Pergunta 14, francamente desajustada, se pode fazer todas as actividades, como é que não pode ir ao WC sem ajuda?
Pergunta 28, não se encontrou explicação para o desajuste.

Doente 141 – OUTFIT-5.90; INFIT-2.16
39 –desajusta porque manifesta intenção de suicídio.

O modelo de Rasch revelou-se uma ferramenta útil. Verificámos que existem itens que têm a mesma calibração, e são, portanto, redundantes para discriminar os doentes, como tal, podem ser eliminados. Os índices de desajuste global foram bons[386, 387]. Do CdV-t47, por desajuste ou por sobreposição de medida dos itens eliminaram-se os que seguidamente são listados, construindo o questionário CdV-t40, que será testado na fase seguinte do nosso trabalho.

Itens eliminados:

- Nº 1 "É capaz de fazer as suas actividades?"
- Nº 3 "Consegue cuidar de si próprio?"
- Nª 14 "Consegue ir ao quarto de banho sem ajuda?"
- Nº 20 "Teve algumas mudanças na sua vida social devido à sua doença?"
- Nº 28 "Preocupa-se com o seu aspecto actual?"
- Nº 33 "Se a sua doença não tivesse cura, desejaria que terminasse rapidamente?"
- Nº 40 "Sente-se deprimido?"

7.2.1.2. Características dos doentes e QdV medida pelo CdV-47

Tendo-se definido a QdV como variável latente e utilizando o modelo de Rasch, foi possível medi-la, e essa medida pode ser analisada como um *continuum* numérico.

Usando as características que tinham sido registadas na altura em que os doentes responderam ao CdV47, correlacionou-se a medida de QdV com características que designámos por "clínicas": sexo, idade, diagnóstico, estadio, se tinha ou não sintomas, conhecimento sobre diagnóstico de doença oncológica, doente ambulatório ou internado e tempo em relação às terapêuticas antineoplásicas[388].

A análise unifactorial mostrou que a QdV se correlacionava de forma estatisticamente significativa (p=<0,05), com todos os parâmetros excepto com o sexo.

O estadio da doença na análise unifactorial teve o valor de (p<0,000), foram usados 4 níveis, estadio I a IV, de acordo com a classificação da UICC.

Em relação à idade os doentes foram agrupados em 4 classes (menos de 30 anos, dos 30 aos 49 anos, dos 50 aos 69 anos e mais de 70 anos). A qualidade de vida foi melhor nos mais novos. Análise unifactorial (p=0,049). O significado estatístico marginal pode ser explicado pelo facto de 80% dos doentes se situarem nas 2 classes intermédias.

Os valores de QdV mais baixos verificavam-se nos doentes com neoplasias do pulmão, esófago e estômago. Os valores de QdV mais elevados verificavam-se nos doentes com neoplasias da mama, colo-rectais e hematológicas.

Na relação temporal com as atitudes terapêuticas antineoplásicas criaram-se três classes: os doentes que ainda não tinham feito qualquer tratamento (QdV=50,72), os que estavam em tratamento ou o tinham terminado há menos de 2 meses (QdV=51,11) e os que já não faziam terapêutica há mais de 2 meses (53,37). A explicação possível para os doentes que não tinham feito qualquer terapêutica, mesmo cirúrgica, terem a pior QdV, poderá resultar da angústia gerada pelo desconhecimento do que lhes vai acontecer e em simultâneo terem urgência em tentar resolver a doença.

Os doentes que foram identificados como sabendo que tinham um diagnóstico oncológico apresentavam uma QdV superior (52,17) aos que não sabiam (51,17), pela análise unifactorial p=0,010. O conhecimento de diagnóstico de patologia oncológica e a relação deste com a QdV encontra-se ilustrado na Figura 7.6.

FIGURA 7.6

Relação entre conhecimento de diagnóstico de cancro e QdV – análise unifactorial

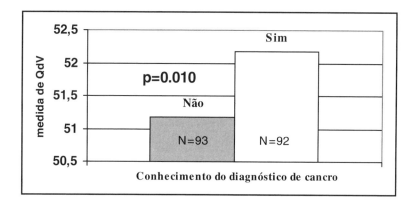

A análise multifactorial mostrou o seguinte: sexo (p=0,137), idade (p=0.078), diagnóstico (p=0.050), estadio (p =0.011), se tinha ou não sintomas (p=0.025), conhecimento sobre diagnóstico de doença oncológica (p=0.541), doente ambulatório ou internado (p<0.000), tempo em relação às terapêuticas antineoplásicas (p=0.03).

Tal como seria de esperar parâmetros como estado sintomático e o estadio da doença têm um impacto negativo na QdV. Verificámos também que o conhecimento do diagnóstico de doença oncológica não influencia negativamente a QdV.

A análise unifactorial mostrou que a QdV se correlacionava de forma estatisticamente significativa com a idade (p=0.049), nível educacional (p<0.000), local de residência (p=0.004), estado civil (p=0.031) e situação profissional (p=0.01); o sexo não tinha uma correlação estatisticamente significativa (p= 0.409).

A análise multifactorial mostrou que apenas o nível educacional (p<0.000) era um factor independente de influência na QdV .

O nível educacional tinha 4 classes, universitário, liceal, escola primária e iletracia. Os doentes com escolaridade universitária eram os que tinham melhor QdV, decrescendo esta até ao nível da iletracia (Figura 7.7).

FIGURA 7.7
Nível de Escolaridade e QdV

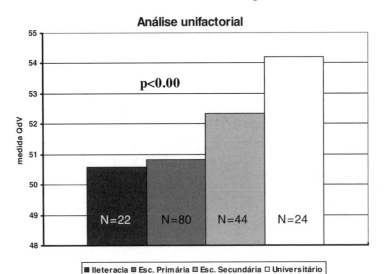

7.2.1.3. Utilidade do modelo de Rasch no processo e adaptação linguística e cultural

Quando um instrumento de medida de QdV é desenvolvido ou adaptado para diferentes línguas ou culturas, existe sempre uma preocupação metodológica de se garantir a equivalência conceptual e linguística.[389, 390].

Como o modelo de Rasch posiciona os itens ao longo de uma dimensão unidireccional permite-nos observar se medem mais ou menos QdV. Desta forma podem ser comparados entre 2 populações distintas.

Enquanto se desenrolava a realização do CdV-47 em Portugal, simultaneamente em Espanha o questionário foi submetido em dois centros, tendo sido avaliados 118 doentes em Badajoz e 102 doentes em Cadiz[391].

O mesmo método descrito foi aplicado a todos os doentes dos 3 centros onde foi submetido o CdV-47, os dados mostraram que os itens tiveram uma ordem de calibração semelhante (ver Figuras 7.8 e 7.9). O significado desta constatação é que, neste questionário em particular, as diferenças culturais e linguísticas das duas populações não tiveram influência na medida de QdV.

Ou seja, os três grupos de doentes estudados tinham o mesmo conceito de QdV. Foi uma forma de mostrar que existiu uma excelente homogeneidade no processo de tradução do questionário do espanhol para o português.

Estes resultados abrem uma nova perspectiva de utilização do modelo de Rasch, quando o objectivo é a avaliação da eficiência da tradução, ou da validação transcultural.

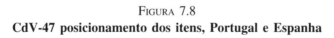

FIGURA 7.8
CdV-47 posicionamento dos itens, Portugal e Espanha

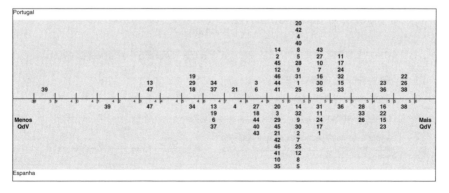

FIGURA 7.9
Correlação da calibração dos itens, CdV-47 – Portugal / Cadiz

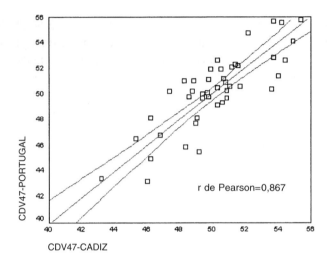

7.2.2. CdV-40

O CdV-40 resultou da exclusão de sete itens do CdV-47. Aplicou-se a mesma metodologia usada para o CdV-47.

Efectuaram-se 361 questionários, dos quais 358 foram avaliáveis. Três doentes deram respostas imprecisas, idênticas à representada na Figura 7.10.

FIGURA 7.10

QUESTIONÁRIO SOBRE AVALIAÇÃO DE QUALIDADE DE VIDA (CDV-T40)		
		NADA POUCO BASTANTE MUITO
1. -	Consegue deslocar-se e passear?................	0 ------------ 1 ----○---- 2 ------------ 3
2. -	Sente necessidade de estar na cama?..........	0 ---○------ 1 ------------ 2 ------------ 3
3. -	Dorme o suficiente?....................................	0 ------------ 1 ----○---- 2 ------------ 3
4. -	Agora tem mais pesadelos do que antes de estar doente?..	0 ----○------ 1 ------------ 2 ------------ 3

Os cálculos estatísticos globais, expressos como os índices globais de separação e ajuste, e da fiabilidade dos 40 itens que compõem o CdV-40. Os valores encontrados foram: fiabilidade (medida dos doentes) de 0,87 e fiabilidade de 0,99 (calibração dos itens).

Do CdV-40, por desajuste ou por sobreposição de medida dos itens, foram eliminados os que seguidamente se encontram listados, construindo o questionário CdV-32, que foi testado na fase seguinte do trabalho.

Itens eliminados:

- Nº 1 "Consegue deslocar-se e passear?"
- Nº 7 "Tem menos forças?"
- Nº 8 "Tem medo de ter hemorragia pela boca ou pelo ânus?"
- Nº 9 "Tem medo de vir a ter perturbações ou doenças mentais?"
- Nº 24 "Agora dá mais valor à vida?"
- Nº 32 "Por causa da sua doença, lembra-se mais de Deus?"
- Nº 34 "Perdeu peso?"
- Nº 39 "Sente mais vontade de falar com pessoas que o rodeiam (família, médicos, amigos, etc…)?"

7.2.3. CdV-32

O CdV-32 resultou da exclusão de oito itens do CdV-40. Utilizou--se a mesma metodologia usada para o CdV-47 e CdV-40.

Efectuaram-se 246 questionários, sendo 245 avaliáveis.

Calcularam-se os índices globais de separação e ajuste. Os valores encontrados foram: fiabilidade (medida dos doentes) de 0,87 e fiabilidade (calibração dos itens) de 0,99. Salienta-se que para o CdV-32, quando foi submetido 245 vezes, os resultados de INFIT e OUTFIT para os 32 itens situaram-se todos no intervalo definido como de ajuste para o modelo (-2,0 a 2,0 "logits").

O questionário CdV-32, apesar da redução de 8 itens, em relação ao CdV-40, mantém boas características psicométricas. O número de 32 itens é razoável em termos de exequibilidade, com um tempo de resposta de cerca de 10 minutos.

TABELA 7.10
Análise dos desajustes por item

Item nº	Comentários
8	Medida 50.3 INFIT – 8.6 OUTFIT - 7.2 **Tem medo de ter hemorragias pela boca ou pelo ânus?** É difícil explicar porque desajusta; tendo-se mantido esta tendência de desajuste, este item vai ser eliminado.
24	Medida: 47,7; OUTFIT – 7,7; INFIT 9.9 **Agora dá mais valor à vida?** Pergunta mal formulada, tendo-se mantido esta tendência de desajuste, este item vai ser eliminado.
36	Medida: 50,9; OUTFIT – 5,7; INFIT 6,4 **A sua doença afectou a sua vida sexual?** Tem desajustes muito dispersos, para os quais não se encontrou uma justificação plausível. No entanto pela importância que tem este item vai manter-se e nos doentes que desajustarem terá que ser avaliada a resposta caso a caso.
39	Medida: 50,2; OUTFIT – 5,5; INFIT 9.4 **Sente mais vontade de falar com as pessoas que o rodeiam (família, médicos, amigos, etc...)?** Apesar de se ter corrigido a semântica do item, já que no VdV-47 se tinha considerado a expressão "mais desejo de comunicar" de difícil compreensão para um grande número de doentes, e se tivesse alterado para "mais vontade de falar", o desajuste, apesar de menor mantém-se. Este item vai ser eliminado.
9	Medida: 51,2; OUTFIT – 5,5; INFIT 4,6 **Tem medo de vir a ter perturbações ou doenças mentais?** Não se encontrou justificação para o desajuste, tendo-se mantido esta tendência de desajuste, este item vai ser eliminado..
33	Medida: 40,2; OUTFIT – 5,2; INFIT 2,1 **Pensou em suicidar-se?** Quanto à pergunta sobre o suicídio, o desajuste é pontual em poucos doentes, e em alguns deles, apesar de estatisticamente haver um desajuste, a situação expressa no questionário é real. Tendo-se constatado a importância desta pergunta a nível individual, apesar dos valores de desajuste vai ser mantida.
31	Medida: 47,6; OUTFIT – 4,7; INFIT 4.0 **A proibição de alguns hábitos (fumar, beber, dieta, ...) por causa da sua doença incomoda-o?** Não se encontrou justificação para o desajuste . Não existem dados sobre os hábitos dos doentes, a construção semântica do item pode influenciar as respostas, pois alude a hábitos socialmente reprováveis, fumar e beber. Decide-se manter o item.
32	Medida: 56,4; OUTFIT – 4,3; INFIT 3.6 **Por causa da sua doença, lembra-se mais de Deus?** Alguns doentes associavam o lembrar-se de Deus com um pior estado geral. Se para um católico a presença divina e o lembrar Deus pode ser um conforto, é provável que outros tenham uma interpretação diferente. Como a interpretação pode ser ambígua, isto é, não se sabe se mais pontuação representa pior ou melhor QdV, decidiu-se anular este item.
34	Medida: 48,9; OUTFIT – 3,5; INFIT 3,5 **Perdeu Peso?** Aparentemente trata-se de um item objectivo. Como desajusta, e existe um conjunto de itens que avaliam sintomas físicos, decidiu-se eliminá-lo.

7.2.4. CdV-32 – Realização em dois tempos diferentes

Na fase anterior do trabalho foi avaliado o questionário designado por CdV-32, tendo sido demonstrada a fiabilidade, foi-se avaliar a validade do CdV-32. Os doentes fizeram o questionário duas vezes, em tempos diferentes para medição de Qualidade de Vida.

Para além dos dados habitualmente registadas foi efectuada uma avaliação clínica e psicológica, dos doentes nos dois momentos em que responderam ao questionário. A avaliação clínica foi efectuada com base nos registos dos processos clínicos tendo-se analisado os registos médicos e da equipa de enfermagem; a avaliação psicológica foi obtida por entrevista efectuada por 2 estagiários de psicologia. Ponderando estas observações os doentes foram classificados como estando melhor, na mesma ou piorado.

Foram efectuados 277 questionários dos quais 267 foram avaliáveis. Destes, 244 corresponderam a 122 doentes que efectuaram o questionário em 2 tempos diferentes. Dos 23 doentes que não responderam ao segundo questionário, 14 faleceram, 6 foram recebidos depois de se ter feito a análise estatística e nos restantes 3 não se determinou a causa.

O tempo médio de resposta ao questionário foi de 11,26 m. (DP ± 6,42). A análise à influência no tempo de resposta, em função do sexo, da idade, da "performance status", e não se encontraram diferenças significativas.

Os cálculos estatísticos globais, expressados como os índices globais de separação e ajuste, e da fiabilidade dos 32 itens que compõem o CdV-32. Os valores encontrados foram: fiabilidade (medida dos doentes) de 0,86 e fiabilidade (calibração dos itens) de 0,99.

A Figura 7.11 representa a calibração dos itens e dos valores de medida obtidos para os doentes. A representação da variável dá-nos uma visão de conjunto de como operam itens e os doentes na elaboração da respectiva variável.

Figura 7.11

```
CDV 32
ANALYZED: 267 Pacientes, 32 Items, 4 CATS  v3.17
------------------------------------------------------------------------
       MAP OF Pacientes AND Items
MEASURE                                 |                                MEASURE
   <more> -------------------- Paciente-+- Items  -------------------- <rare>
    65                                  +                                   65
                                    X   |
    64                                  +                                   64
                                        |
    63                                  +                                   63
                                        |
    62                                  +                                   62
                                        |
    61                                  +                                   61
                                    X   |
    60                              X   +                                   60
                                        |
    59                            XXX   +                                   59
                              XXX T|  X
    58                         XXXXXX  +T                                   58
                                  XXX  |
    57                       XXXXXXXX  +                                    57
                                 XXXX  |
    56                          XXXXX  +  X                                 56
                              XXXXX S|  X
    55            XXXXXXXXXXXXXXXXXX   +  X                                  55
                  XXXXXXXXXXXXXXXXX    |  XX
    54      XXXXXXXXXXXXXXXXXXXXXXXX   +S                                    54
                  XXXXXXXXXXXXXXXX     |
    53           XXXXXXXXXXXXXXXXXX    M+  X                                 53
              XXXXXXXXXXXXXXXXXXXXXX   |  X
    52         XXXXXXXXXXXXXXXXXXXXX   +                                     52
                  XXXXXXXXXXXXXXXX     |  XXXX
    51          XXXXXXXXXXXXXXXXXXXX   +                                     51
                  XXXXXXXXXXXXXX       |  XXXX
    50               XXXXXXXXX S+M XXXX                                      50
                  XXXXXXXXXXXX         |  XX
    49              XXXXXXX    +                                             49
                     XXXXXX   |  X
    48                   XXX  +  XXX                                         48
                     XXXXXX T|
    47                        +                                             47
                              |  X
    46                    X   +S X                                          46
                              |
    45                        +  X                                          45
                              |
    44                        +                                             44
                              |
    43                        +                                             43
                              |
    42                        +T X                                          42
                              |  X
    41                        +                                             41
                              |  X
    40                        +                                             40
                              |
    39                        +                                             39
                              |
    38                        +                                             38
                              |
    37                        +                                             37
                              |
    36                        +                                             36
                              |
    35                        +                                             35
   <less> -------------------- Paciente-+- Items  ----------------<frequent>
```

Na Figura 7.12 estão representados os valores de OUTFIT e de INFIT para os itens. Tal como podemos observar, nesta figura, para esta população não se encontraram itens que desajustassem.

FIGURA 7.12

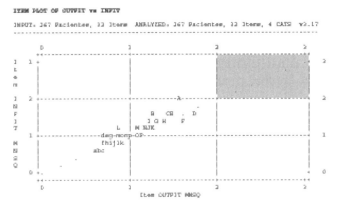

Nas Figuras 7.13 e 7.14 encontram-se representados graficamente 2 doentes que desajustaram. Estes casos ilustram que apesar de se verificar um desajuste segundo o modelo, a nível individual as informações obtidas são importantes para orientar a intervenção da equipa assistencial, de forma a optimizar os benefícios para os doentes.

FIGURA 7.13

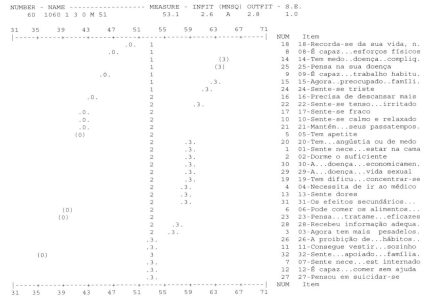

148   *Qualidade de Vida e Oncologia*

O caso apresentado na Figura 7.13 é o de um homem de 51 anos a fazer quimioterapia. Sob o ponto de vista físico o doente não tem dores, não tem efeitos laterais da quimioterapia, dorme bem e a doença não interfere com a vida sexual. No entanto sente necessidade de estar em repouso e não consegue fazer as tarefas habituais. Não se sente apoiado pela família, o que concorda com a manifestação expressa no questionário de "não estar preocupado com a família". O doente não acredita no sucesso da terapêutica que está a fazer.

FIGURA 7.14

```
CDV 32                        F:pimentel2b.out Sep  5 18:07 2002
INPUT: 268 Pacientes, 32 Items  ANALYZED: 267 Pacientes, 32 Items, 4 CATS  v3.17
------------------------------------------------------------------------------

NUMBER - NAME ----------------- MEASURE - INFIT (MNSQ) OUTFIT - S.E.
   116   1116 6 2 1 F 79            54.1       1.2       2.1      1.0

31    35    39    43    47    51    55    59    63    67    71
|-----+-----+-----+-----+-----+-----+-----+-----+-----+-----|  NUM   Item
                                    .1.                          18   18-Recorda-se da sua vida, n.
                                    .1.                           8   08-É capaz...esforços físicos
                                    1                .3.          14   14-Tem medo..doença..compliq.
                                    .1.                          25   25-Pensa na sua doença
                                    .1.                           9   09-É capaz...trabalho habitu.
                                    .1.                          15   15-Agora..preocupado..famíli.
                              .1.   2                            24   24-Sente-se triste
                                    .2.                          16   16-Precisa de descansar mais
                                    2    .3.                     22   22-Sente-se tenso...irritado
                                    2    .3.                     17   17-Sente-se fraco
                                    2    .3.                     10   10-Sente-se calmo e relaxado
                                    .2.                          21   21-Mantém...seus passatempos.
                                    2    .3.                      5   05-Tem apetite
                                    2    .3.                     20   20-Tem...angústia ou de medo
                                    2    .3.                      1   01-Sente nece...estar na cama
                         .1.        2                             2   02-Dorme o suficiente
                                    2    .3.                     30   30-A...doença...economicamen.
                                    2    .3.                     29   29-A...doença...vida sexual
                         .1.        2                            19   19-Tem dificu...concentrar-se
                                    .2.                           4   04-Necessita de ir ao médico
                                    .2.                          13   13-Sente dores
                                    .2.                          31   31-Os efeitos secundários...
                                    .2.                           6   06-Pode comer os alimentos...
                                    .3.                          23   23-Pensa...tratame...eficazes
                                    .3.                          28   28-Recebeu informação adequa.
                    (1)             3                             3   03-Agora tem mais  pesadelos.
                                    .3.                          26   26-A proibição de...hábitos..
                                    .3.                          11   11-Consegue vestir...sozinho
        (0)                         3                            32   32-Sente...apoiado...família.
                                    .3.                           7   07-Sente nece...est internado
                                    .3.                          12   12-É capaz...comer sem ajuda
                    (2)             3                            27   27-Pensou em suicidar-se
|-----+-----+-----+-----+-----+-----+-----+-----+-----+-----|  NUM   Item
31    35    39    43    47    51    55    59    63    67    71

Legenda: .1.=OBSERVED, 1=EXPECTED, (1)=OBSERVED, BUT VERY UNEXPECTED.
```

O caso apresentado na Figura 7.14 é o de uma mulher de 71 anos, que apesar de ter valores de desajuste baixos (INFIT 1,1 e OUTFIT 2,1) tem dois itens que desajustam e que devem merecer atenção especial: não se sente apoiada pela família e terá já pensado em suicidar-se.

Exemplo de uso do Modelo de RASCH na Cons. de um Questionário de QdV 149

7.2.4.1. Análise da variação temporal da medida

Para os doentes que fizeram 2 questionários foi possível obter 2 medidas de QdV em tempos diferentes e como tal pode calcular-se a diferença. Partindo do valor absoluto da diferença obtida, criaram-se três classes na população: Melhor QdV (se a medida de diferença fosse superior a 1 e tivesse evoluído no sentido positivo); QdV igual (se a diferença estivesse no intervalo entre -1 e 1) e Pior QdV (se a diferença fosse inferior a -1).

Foi efectuada a correlação das três classes de evolução clínica (melhor, na mesma, piorado) em que os doentes foram classificados, com as três classes de evolução da medida de QdVRS (Tabela 7.11) e os resultados mostraram uma excelente correlação (p=0.000).

TABELA 7.11

Evolução medida QdV / Evolução Clínica				
n				
		Evolução Clínica		Total
		Melhorado	Na mesma	Piorado	
Evolução Medida QdV	Melhor >1	29	4		33
	Igual [-1; 1]	1	48	5	54
	Pior < -1		12	23	35
Total		30	64	28	122
				Pearson Chi-Square Test (p=0,000)	

Nas Figuras 7.15 e 7.16 estão representadas a média e a mediana da diferença de QdV, segundo a evolução clínica dos doentes.

FIGURA 7.15
Variação QdV, por grupo de evolução clínica

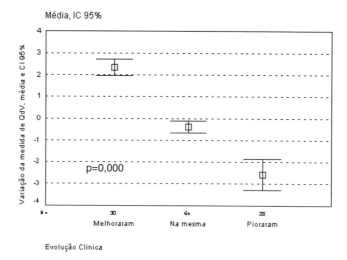

FIGURA 7.16
QdV variação por grupo de evolução clínica

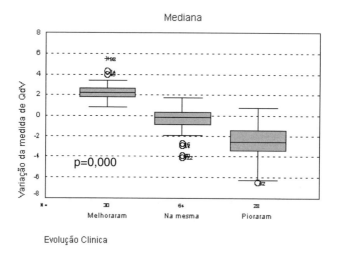

Na Figura 7.17 estão representadas as medianas das diferenças de medidas da QdV, segundo os grupos definidos por variação de medida de QdV.

FIGURA 7.17
QdV, variação por grupos

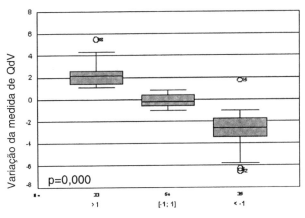

A correlação das calibrações das diversas fases dos questionários apresenta-se na Figura 7.18 (correlação entre todas as fases do trabalho).

FIGURA 7.18
**Correlação da calibração dos itens
Por instrumento**

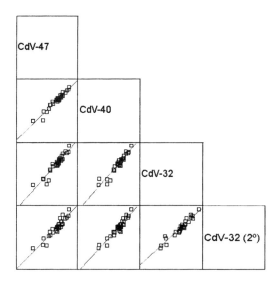

Na Figura 7.19 onde se apresenta de forma mais detalhada a correlação para o CdV-32 efectuado em duas populações distintas e em tempos diferentes (r de Pearson 0,965).

FIGURA 7.19
Correlação das calibrações dos itens CdV-32, 1.º e 2.º questionário

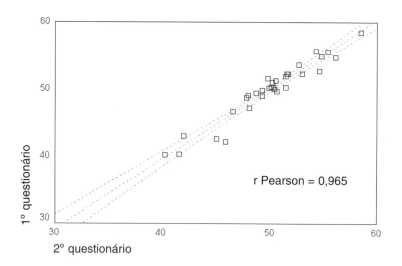

Uma das formas de demonstrar a fiabilidade de um questionário é efectuar o que se designa por teste repetido. No grupo de doentes que clinicamente foram considerados como estando estabilizados entre o primeiro e o segundo questionário, foi efectuada a correlação entre as medidas nos dois tempos distintos e realizou-se o teste "r de Pearson", que demonstrou existir um excelente significado de correlação (r Pearson = 0,893) (Figura 7.20).

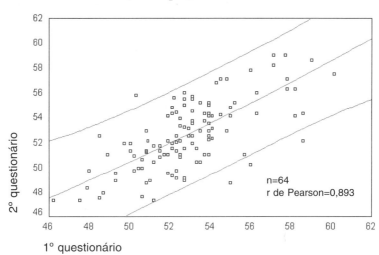

FIGURA 7.20
Correlação das Medidas dos Doentes
CdV-32, 2 tempos, doentes estáveis

7.3. Síntese do desenvolvimento do CdV 32

A existência de vários instrumentos de medição da QdV, por vezes entendida como negativa, não tem mais consequências práticas do que as da existência de numerosos exames complementares de diagnóstico e distintos especialistas que os interpretam.

Na fase inicial do questionário de qualidade de vida o CdV-47 foi submetido a 185 doentes, tendo-se testado os 47 itens. A análise dos dados foi efectuada pelo modelo de Rasch. Após terem sido efectuados estes cálculos, o passo seguinte foi verificar até que ponto o painel de observação da amostra se ajustava às expectativas do modelo, tendo-se excluído 7 itens. A análise posterior foi feita com 40 itens e, destes, excluíram-se 8. Finalmente construído, o CdV-32 foi testado em dois tempos diferentes.

O CdV-32 é constituído por 32 itens, expressos na terceira pessoa (ex. "Sente dores?") e escalonados de 0 a 3, com quatro limiares de dificuldade, tal como acontece no QLQ-C30[80]. Alguns itens estão construídos como frases negativas e, por isso, a pontuação teve que ser revertida, para as respostas tomarem o mesmo sentido (0 – pior QdVRS; 3 – melhor QdVRS), tal como se verifica para o FACT-G[347].

O tempo de resposta esperado, cerca de 10 minutos, é aceitável mesmo para doentes debilitados.

Os 32 itens que o compõem cobrem os domínios classicamente definidos como essenciais para definir QdVRS : sintomas, 5 itens (2, 5, 13, 17, 31) ; estado funcional físico (desempenho), 9 itens (1, 4, 6, 7, 8, 11, 12, 16, 29); estado psicológico / psíquico, 13 itens (3, 10, 14, 18, 19, 20, 22, 23, 24, 25, 26, 27, 28); e situação sócio laboral e familiar, 5 itens, (9, 15, 21, 30, 32).

O modelo de Rasch tem uma melhor acuidade ao lidar com a falta de resposta a alguns itens, do que as técnicas clássicas de psicometria. A forma mais realista de lidar com os "dados em falta", é uma das razões que tem proporcionado maior precisão nas medidas obtidas com este modelo, em estudos recentes[289].

O problema da perda de dados no processo de recolha de informações quando se avalia QdVRS é um motivo de preocupação. É certo que o ideal é conseguir-se recolher toda a informação que pretendemos com o instrumento. Mas podem existir questões que pela sua dificuldade ou pelo seu conteúdo não permitam uma resposta como, por exemplo, em dois dos nossos doentes, clérigos, que não responderam à pergunta "A doença afectou a sua vida sexual?". E não foi por este facto que deixou de ser possível medir a QdVRS.

Para além da avaliação da QdV individual existe a que é efectuada a nível de ensaios clínicos e, neste contexto, a não resposta a alguns dos itens pode levar mesmo à exclusão do doente do ensaio. A questão da perda de dados nos ensaios não a iremos discutir.

Tal como vimos nos resultados de vários doentes, ao longo das diversas fases de construção do CdV-32, é possível medirmos a QdVRS global dos doentes, mesmo que este não responda a vários itens. O que perdemos em termos de informação, diz respeito às características dos itens que não foram respondidos. Por exemplo, vários doentes não responderam às questões "Pensa que os tratamentos que faz ou vai fazer são eficazes?" e "Os efeitos secundários (vómitos, queda de cabelo, etc...) causados pelo tratamento alteraram muito a sua vida?". Estes doentes comentaram que não tinham ainda feito qualquer tratamento. Apesar disso foi possível obter a restante informação, tendo-se conseguido uma medida de QdV. No CdV-32 são exemplos desta situação os doentes 64 (medida de QdV 52,4 com um INTFIT de 0,3 e OUNFIT de -0,3) e o 155 (medida de QdV 47,7 com um INTFIT de 1,10 e OUFIT de 0,93).

A validade de um instrumento é definida como a propriedade de medir aquilo que se pretenda que meça. Para analisar a validade de uma observação ou de um instrumento, temos de procurar saber o que está a ser medido e através de que variáveis. Os diferentes meios de análise conduzem a diferentes tipos de validade, o que por sua vez condiciona o nosso conhecimento[296]. Os testes de validade pretendem saber se os indicadores medem de facto os atributos que lhes estão subjacentes. Em saúde para que os resultados possam ser comparados, os métodos de avaliação usam normalmente critérios aceites pelas ciências do comportamento. Estes são, por exemplo, a validade de conteúdo e validade de construção.

A validade de conteúdo demonstra que o domínio do conteúdo de um instrumento de medição é apropriado relativamente aos objectivos esperados. A principal limitação prática na validação de conteúdo está nos conceitos usados nesta área científica, muitas vezes abstractos, tal como o é a definição de QdV, o que leva em muitos casos à não aceitação generalizada desses conceitos. O método usado para demonstrar a sua validade de conteúdo inclui a utilização de grupos de pessoas comuns e/ou peritos, que se pronunciam sobre a clareza, a inclusão de todos os conceitos, a redundância de itens e escalas de um instrumento.

A validade de conteúdo do CdV-32 foi sendo construída à medida que o trabalho evoluía. Inicialmente, e tendo por base o CdV-85, foi aceite e definido, por um conjunto de peritos (oncologistas e radioterapeuta) e de leigos (estatistas e professores), um conjunto de 47 itens que vieram a constituir o CdV-47. Estes itens cobriam os domínios classicamente definidos como essenciais para definir QdVRS : sintomas, 7 itens (5, 8,, 21, 24, 25, 41 e 45) ; estado funcional físico (desempenho), 12 itens (1, 2, 3, 4, 9, 12, 13, 14, 15, 18, 19, 43); estado psicológico / /psíquico, 20 itens (6, 7, 10, 11, 17, 22, 26, 27, 29, 30, 32, 33, 34, 35, 36, 37, 38, 39, 40, 42); e situação sócio laboral e familiar, 8 itens, (16, 20, 23, 28, 31, 44, 46, 47). Posteriormente, podemos dizer que foram os próprios doentes que directa (através de críticas ou comentários directos nos questionários) e indirectamente (pela resposta ao questionário, permitindo a análise e consequente eliminação ou correcção de itens que desajustavam), contribuíram para a validade de conteúdo.

A validade de construção demonstra que se segue uma interpretação proposta para os valores do instrumento de medição, baseada em implicações teóricas associadas às construções, isto é, que um indicador de algum modo abstracto é válido quando mede o que se supõe medir.

No modelo de Rasch, a validade de construção é determinada a partir da discrepância entre uma observação particular e a expectativa de resposta. Esta permite identificar as observações individuais para cujos valores a utilização não é útil para a construção de uma variável latente. A validade funcional de um item é determinada pela análise da validade das respostas a esse item. Assim podemos identificar quais os itens que não estão a fornecer informação de forma esperada. Por exemplo, se um doente responde que é capaz de fazer todas as actividades habituais, não se espera que responda que não é capaz de se vestir sozinho. Neste caso o desajuste é evidente de forma empírica. De qualquer forma o modelo de Rasch evidencia-o e quantifica-o através do estudo dos residuais entre respostas obtidas e esperadas conforme o modelo. Obviamente, se existir coerência na altura em que selecciona os itens e os doentes para definir a variável latente, o modelo terá um bom ajuste. Caso contrário quererá dizer que os itens, os doentes ou ambos, não servem para definir a variável. Desta forma obtemos o ajuste estatístico para cada item e para cada doente, assim como para qualquer subconjunto de itens e doentes que queiramos seleccionar.

O modelo de Rasch para determinar de que forma, em termos qualitativos, é que itens e doentes contribuem para a definição da variável latente unidimensional, utiliza o INFIT e OUTFIT, já previamente definidos. Os itens OUTFIT e INFIT de valor 1 são assumidos como ideais pelo modelo de Rasch. Alguns autores definem que o valor deve ser de 1,3 [290]. No presente trabalho, consideramos o valor superior a 2.0 como indicativo de desajuste ao modelo[293, 297, 298]. Este valor pode parecer elevado, tentando forçar os itens e doentes a ajustar ao modelo. No entanto, os teóricos do modelo de Rasch afirmam que um dos maiores contributos para o desenvolvimento deste modelo, foi o reconhecimento pelos psicometristas de que não existe um ajuste final dos dados para um modelo pois este nunca vai estar completo[299]. Assim o OUTFIT e o INFIT podem efectivamente orientar-nos na selecção dos itens, mas só por si não querem dizer que não sejam válidos. No trabalho de Leplege[300], em que o modelo de Rasch foi utilizado para avaliar a equivalência cultural do questionário WHOQOL-100 da OMS, em 4 países diferentes, o valor de desajuste considerado para o OUTFIT foi de 3,5.

A validade de construção do questionário ficou claramente demonstrada pelos bons índices de ajuste de itens e doentes nos resultados que fomos obtendo no decurso da construção do questionário. Os valores de INFIT e OUTFIT para os itens e doentes foram apresentados no capítulo

Exemplo de uso do Modelo de RASCH na Cons. de um Questionário de QdV 157

dos resultados, no entanto salienta-se que para o CdV-32, quando foi submetido 245 vezes, os resultados de INFIT e OUTFIT para os 32 itens situaram-se todos no intervalo definido como de ajuste para o modelo (-2,0 a 2,0 "logits").

Uma das formas significativas de verificar a validade de um questionário é demonstrar a unidimensionalidade da medida que, no caso do modelo de Rasch, fica bem patente: itens e doentes são posicionados ao longo de um *continuum*. Esta característica é evidenciada pelos pontos bi-seriais (correlação entre a pontuação bruta do questionário e a medida obtida pelo modelo), que no caso do CdV-32, são todos positivos, o que demonstra a existência de uma única direcção de medida.

Estas características não são passíveis de demonstração pelos métodos estatísticos de psicometria clássica.

A interpretação do desajuste de cada doente obtido através do modelo de Rasch, é mais difícil, do que a dos itens. Para isso, é necessário identificar e estudar os residuais um a um. Eventualmente, se soubermos quem é o doente pode-se repetir o questionário. No entanto, esta interpretação no presente trabalho teve um grande obstáculo: o anonimato anunciado aos doentes. Para além disso, quando consideramos a hipótese de repetir o questionário, não podemos esquecer que o devemos fazer de imediato pois, caso contrário, a QdV pode variar ao longo do tempo. A análise pontual que fizemos de alguns doentes foi efectuada com base apenas nas características registadas no inquérito. No caso da doente com intenção suicida, pela gravidade da situação, o anonimato foi quebrado.

A fiabilidade interna do CdV-32 foi demonstrada nas várias fases do trabalho, pelo próprio modelo de Rasch, e os dados encontram-se apresentados no capítulo dos resultados. Tendo em conta apenas a última fase de construção do questionário, podemos referir que o índice de fiabilidade para a medida dos doentes com o CdV-32 foi de 0,86 e o índice de fiabilidade da calibração dos itens foi de 0,99.

A reprodutibilidade ficou demonstrada em várias circunstâncias para o CdV-32:

- Pela forma como os itens calibravam o mesmo em alturas diferentes, tendo sido efectuada a correlação das respostas entre os diversos questionários utilizados, CdV-47, CdV-40 e CdV-32. Este último foi utilizado em dois tempos diferentes, em duas populações distintas e a correlação da calibração foi excelente (r Pearson 0,965).

- Na população de 122 doentes que responderam em 2 tempos diferentes ao questionário, fez-se uma estratificação dos doentes com base na evolução clínica: melhoraram, estavam na mesma ou pioraram. Para um grupo de 64 doentes que tinham sido considerados como "na mesma", fez-se a correlação entre a medida obtida em tempos diferentes e efectuou-se o "teste repetido" tendo-se obtido um "r de Pearson" = 0,893, demonstrando-se desta forma a reprodutibilidade do questionário.

A representação das pontuações globais dos instrumentos de QdVRS é uma forma de expressar e interpretar a QdVRS global. A principal vantagem é ter a representação num único número[392]. Alguns autores referem, que desta forma se perde informação importante sobre as dimensões que constituem a QdVRS[393]. Poderíamos concordar com esta opinião, mas para isso teríamos de esquecer todo o questionário que nos levou à obtenção dessa medida final.

No caso de CdV-32, para além da medida global, não só podemos ter a informação das diversas dimensões mas, mais do que isso, temos a informação ao nível de cada item, com a vantagem do modelo de Rasch nos fornecer uma análise de desajuste para cada um deles e assim orientar a interpretação do clínico.

O poder de resposta, também designado por sensibilidade à mudança, corresponde à capacidade de um instrumento em detectar alterações. Estas devem ser consideradas importantes quer pelos doentes, quer por familiares ou amigos ou pelos prestadores de cuidados de saúde.

Na realização do CdV-32, 122 doentes responderam em tempos diferentes ao questionário. Para além dos dados habitualmente registados foi efectuada uma avaliação clínica e psicológica dos doentes nos dois momentos em que responderam ao questionário. A avaliação clínica foi efectuada com base nos processos clínicos tendo-se analisado os registos médicos e da equipa de enfermagem; a avaliação psicológica foi obtida por entrevista efectuada por 2 estagiários de psicologia. Ponderando estas observações os doentes foram classificados como estando melhores, na mesma ou piorados.

Com base nas medidas efectuadas nos dois tempos diferentes, definiu-se que uma variação superior a 1 correspondia a uma melhoria, uma variação inferior a -1 a agravamento e, no intervalo de -1 a 1, à mesma situação.

Exemplo de uso do Modelo de RASCH na Cons. de um Questionário de QdV 159

Fez-se a correlação destas duas estratificações dos doentes e os dados obtidos foram muito significativos (Chi-quadrado de Pearson de 0,000). Os dados mais detalhados desta análise encontram-se expressos nos resultados.

Da análise, pelo modelo de Rasch, do questionário CdV-32, podemos dizer:

- Foi construído através da redução do número de itens, excluindo os que desajustavam ou eram redundantes, de 47 para 40 e, posteriormente, de 40 para 32, perdendo-se o mínimo de informação e mantendo-se a capacidade de efectuar medidas objectivas de QdVRS.
- A QdVRS pode ser considerada uma variável latente, definida pelos itens que o constituem. A técnica de medida permitiu que os itens separem os doentes e vice-versa, sendo as medidas obtidas independentes, tanto dos itens utilizados como da amostra de doentes; desta forma o instrumento não influencia a medida.
- As características psicométricas são boas, permitindo afirmar que é um questionário capaz de medir QdV na população oncológica portuguesa, unidimensional, com validade (ex. INFIT e OUTFIT para os 32 itens situaram-se todos no intervalo definido como de ajuste para o modelo [-2,0 a 2,0 "logits"]), com fiabilidade (para a medida dos doentes de 0,86; e para a calibração dos itens de 0,99.) e reprodutibilidade ("r de Pearson" = 0,893).
- A partir da análise, pelo modelo de Rasch, podem identificar-se doentes que desajustam e a análise desse desajuste permite tomar medidas em relação aos problemas encontrados.

A informação dada ao clínico no início da consulta, dos valores globais de QdVRS e da análise particular dos itens, podem ser um excelente auxiliar, permitindo não só facilitar a comunicação, mas também identificar melhor os problemas relacionados com a doença e com as terapêuticas, tornando-se assim num instrumento que efectivamente facilita o trabalho do clínico.

Sob um ponto de vista prático, o oncologista pode efectuar o questionário a um mesmo doente as vezes que entender necessárias ao longo do tempo, e obter assim uma importante informação sobre a evolução da QdVRS. Em qualquer momento da avaliação, a medida obtida pode ser correlacionada com outros factores que habitualmente registamos e monitorizamos, tais como os inerentes à própria patologia ou às terapêuticas utilizadas. Na população estudada, a variação de "1" na escala de medida correlacionou-se com melhoria, estabilidade ou agravamento da doença.

Tradicionalmente, uma das dificuldades de medir QdVRS na prática clínica é a necessidade de um questionário ser completamente preenchido e como tal poderem fazer-se comparações ao longo do tempo. Com o modelo de Rasch, um doente pode responder apenas a algumas perguntas, mantendo-se a possibilidade de continuar a medir QdVRS; perde-se apenas a informação particular de cada item não respondido. Com este modelo dispomos de um instrumento com uma aplicabilidade maior à realidade da prática clínica, já que um grande número de doentes pelas mais diversas razões pode não responder a todas as perguntas. No presente trabalho temos casos concretos de doentes que por não se sentirem confortáveis a responder a algumas perguntas (ex. viúvas e clérigos em relação à pergunta da actividade sexual), ou por estas não de adaptarem à situação actual (ex. pergunta sobre os efeitos adversos da terapêutica a doentes que ainda a não tinham feito) não responderam, e apesar disso pudemos obter medida de QdVRS.

Na prática clínica, um dos dados muito relevantes é o modelo evidenciar as questões-problema, ao identificar os itens que desajustam e ao dar-nos a magnitude deste desajuste. Estes dados fornecidos ao clínico antes da consulta permitem que ele oriente o interrogatório para estas questões, tornando-se o questionário um elemento facilitador não só da comunicação médico-doente, mas também no diagnóstico de morbilidade (ex. da doente a quem foi diagnosticada intuito suicida) que poderia passar despercebida durante a consulta. Estes itens que desajustam podem ser, tal como para a medida global de QdVRS, monitorizados ao longo do tempo, tornando-se numa forma de avaliar as eventuais intervenções terapêuticas efectuadas para corrigir os problemas.

Esta potencialidade de caracterizar o desajuste dos itens, e aqui demonstrada para o CdV-32 através do modelo de Rasch, não é possível com as técnicas clássicas de psicometria.

Ao obtermos informação de qualidade a nível individual é fácil analisar estes dados numa perspectiva colectiva. No presente trabalho, por exemplo, correlacionou-se a medida de QdVRS com a característica do doente saber ou não que tinha diagnóstico de doença oncológica. Em duas populações distintas, e em tempos diferentes, o grupo de doentes que sabia o diagnóstico tinha melhor QdVRS do que aqueles que não sabiam o diagnóstico. Apesar destes valores, numa análise multifactorial, não terem significado estatístico, podemos pelo menos afirmar que o conhecimento do diagnóstico de cancro não deteriora a QdVRS, para a maioria dos doentes, sendo até de esperar o contrário.

O CdV-32 pode ser usado como instrumento de medida para os doentes oncológicos portugueses e, para além da "simples" medida de QdVRS, pode ser um precioso instrumento facilitador de comunicação e útil no diagnóstico de morbilidade. Não necessitando de condições ideais para a sua execução, adequa-se facilmente a uma utilização na prática clínica diária. Em Portugal não existe actualmente nenhum questionário com estas características para ser usado nos doentes oncológicos.

8. ANEXOS

Questionários

CdV-32

Questionários da EORTC validados e disponíveis em português:
- QLQ – C30 (version 3)
- QLQ – BR23 (2)
- QLQ – LC13 (1)
- QLQ – OV28 (2)
- QLQ – STO22 (1)
- QLQ – H&N35 (2)

Notações do modelo Rasch

CdV-32

Questionário Nº _____

Avaliação de Qualidade de Vida
(questionário CdV-32)

Estamos interessados em saber mais sobre si e a sua saúde; mais concretamente, como avalia a qualidade da sua vida.

Queremos oferecer-lhe os melhores cuidados médicos e, ao mesmo tempo, melhorar a qualidade da sua vida. Para podermos atingir essa meta precisamos de arranjar um meio, um instrumento para a medir. O questionário que se segue é a forma mais simples de atingir esse objectivo. Por isso **pedimos a sua colaboração, respondendo com sinceridade.** Isso é fundamental! **São dez minutos do seu tempo.**

Para responder às perguntas do questionário basta fazer uma roda à volta do número que corresponde às colunas **"Nunca"**, **"Poucas vezes"**, **"Muitas vezes"** e **"Sempre"**.

Responda com sinceridade e, se possível, sozinho, para estar mais à vontade.

Considere todas as perguntas como referidas ao modo como se tem sentido na última semana.

QUESTIONÁRIO SOBRE AVALIAÇÃO DE QUALIDADE DE VIDA - (CdV-32)

		NUNCA	POUCAS VEZES	MUITAS VEZES	SEMPRE
1. -	Sente necessidade de estar na cama?.........	0	1	2	3
2. -	Dorme o suficiente?......................…….......	0	1	2	3
3. -	Agora tem mais pesadelos do que antes de estar doente?...........…………..……......	0	1	2	3
4. -	Necessita de ir ao médico?	0	1	2	3
5. -	Tem apetite?..................……...............	0	1	2	3
6. -	Pode comer os alimentos que mais gosta? ...	0	1	2	3
7. -	Sente necessidade de estar internado?........	0	1	2	3
8.-	É capaz de fazer esforços físicos?..............	0	1	2	3
9.-	É capaz de fazer o seu trabalho habitual?	0	1	2	3
10.-	Sente-se calmo e relaxado?.........…..........	0	1	2	3
11.-	Consegue vestir-se sozinho?........….........	0	1	2	3
12.-	É capaz de comer sem ajuda?.......…….....	0	1	2	3
13.-	Sente dores?............................…….......	0	1	2	3
14.-	Tem medo que a sua doença se complique?.	0	1	2	3
15.-	Agora sente-se mais preocupado com a sua família, do que antes de adoecer?..............	0	1	2	3
16.-	Precisa de descansar mais?........….........	0	1	2	3
17.-	Sente-se fraco?....….......................….......	0	1	2	3
18.-	Recorda-se da sua vida, na altura em que tinha saúde ?.....................………….........	0	1	2	3
19.-	Tem dificuldade em concentrar-se?…...........	0	1	2	3
20.-	Tem sensação de angústia ou de medo?	0	1	2	3
21.-	Mantém o interesse pelos seus passatempos (ex. leitura, desporto, etc...)?....................	0	1	2	3
22.-	Sente-se tenso, nervoso ou irritado?	0	1	2	3
23.-	Pensa que os tratamentos que fez ou vai fazer são eficazes?.......................….........	0	1	2	3
24.-	Sente-se triste?......................…….........	0	1	2	3
25.-	Pensa na sua doença? ....……....	0	1	2	3
26.-	A proibição de alguns hábitos (fumar, beber, dieta, ...) por causa da sua doença, incomoda-o?...................…………….......	0	1	2	3

	NUNCA	POUCAS VEZES	MUITAS VEZES	SEMPRE

27.- Pensou em suicidar-se?.................………............ 0 ------------- 1 -------------- 2 ------------- 3

28.- Recebeu informação adequada sobre a sua doença?...............…..................................... 0 ------------- 1 -------------- 2 ------------- 3

29.- A sua doença afectou a sua vida sexual? .... 0 ------------- 1 -------------- 2 ------------- 3

30.- A sua doença afectou economicamente, o seu negócio, a sua família, etc...? .... 0 ------------- 1 -------------- 2 ------------- 3

31.- Os efeitos secundários (vómitos, queda de cabelo, etc...) causados pelo tratamento alteraram muito a sua vida? 0 ------------- 1 -------------- 2 ------------- 3

32.- Sente-se apoiado pela sua família, agora que está doente?...............….............…....... 0 ------------- 1 -------------- 2 ------------- 3

<u>Teve ajuda de alguém para responder a este questionário?</u>   Sim: ☐ Não: ☐
Tempo que demorou a responder:_____ minutos

Situação Pessoal
Assinale com uma cruz (X) o que melhor se adequa à sua situação pessoal

1 - <u>Que tipo de doença pensa que sofre?</u>
    1 - inflamação: ☐
    2 - infecção: ☐
    3 - quisto: ☐
    4 - tumor benigno: ☐
    5 - tumor maligno: ☐
    6 - não sabe: ☐
    7 - outra (indique qual):_____

2 - <u>Nível de escolaridade?</u>
    1 - Primária: ☐
    2 - Liceu: ☐
    3 - Superior: ☐
    4 - Nenhum: ☐

3 - - <u>Situação familiar</u>
    1 - casado/a: ☐
    2 - solteiro/a: ☐

    3 - viúvo/a: ☐
    4 - Outra: ☐

4 <u>Situação laboral:</u>
    1 - por conta de outrem: ☐
    2 - por conta própria: ☐
    3 - profissão liberal: ☐
    4 - desempregado: ☐
    5 - reformado: ☐
    6 - estudante ☐

5 - <u>Que doença lhe disseram que tinha?</u>
    1 - inflamação: ☐
    2 - infecção: ☐
    3 - quisto: ☐
    4 - tumor benigno: ☐
    5 - tumor maligno: ☐
    6 - não sabe: ☐
    7 - outra (indique qual):_____

POR FAVOR, VERIFIQUE SE RESPONDEU A TODAS AS PERGUNTAS
<u>MUITO OBRIGADO PELA SUA COLABORAÇÃO</u>
Utilize este espaço para fazer sugestões. Se alguma pergunta lhe pareceu confusa ou difícil de compreender por favor escreva o número. Muito obrigado.

Data de hoje: ___/___/____

Folha a ser preenchida pela enfermeira ou pelo médico.

Questionário Nº_____

(identificação do doente- se possível use etiqueta autocolante do doente)

Nome:_____

Processo clínico:_____

Concelho de residência:_____

1- Diagnóstico:_____

2 - Estadio: I   II   III   IV

3 - Performance status:_____(ECOG)

> **ECOG**
> 0 - assintomático
> 1 - sintomático em ambulatório
> 2 - Sintomático, acamado <50% tempo
> 3 - Sintomático, acamado >50% e <100% tempo
> 4 - Acamado 100% tempo

4 - Terapêuticas efectuadas ou em curso: (0-nunca fez; 1 - fez ou a fazer)

Cirurgia:	0	1
Radioterapia	0	1
Quimioterapia	0	1
Hormonoterapia	0	1

5 - Sexo: M   F

6 – Idade: _____

7 - Tempo/tratamento   1   2   3 (1-antes de qualquer tratamento; 2- < 2 M; 3- > 2M)

8 - Intern. / Ambul.   I   II   (I - Internado, II - Ambulatório)

9 - Sintoma   A   B   C   (A - assintomático; B - sintomático; C - terapêutica alívio sintomático)

EORTC QLQ-C30 (version 3)

Gostaríamos de conhecer alguns pormenores sobre si e a sua saúde. Responda você mesmo/a, por favor, a todas as perguntas fazendo um círculo à volta do número que melhor se aplica ao seu caso. Não há respostas certas nem erradas. A informação fornecida é estritamente confidencial.

Escreva as iniciais do seu nome:
A data de nascimento (dia, mês, ano):
A data de hoje (dia, mês, ano):   31

		Não	Um pouco	Bastante	Muito
1.	Custa-lhe fazer esforços mais violentos, por exemplo, carregar um saco de compras pesado ou uma mala?	1	2	3	4
2.	Custa-lhe percorrer uma grande distância a pé?	1	2	3	4
3.	Custa-lhe dar um pequeno passeio a pé, fora de casa?	1	2	3	4
4.	Precisa de ficar na cama ou numa cadeira durante o dia?	1	2	3	4
5.	Precisa que o/a ajudem a comer, a vestir-se, a lavar-se ou a ir à casa de banho?	1	2	3	4

Durante a última semana :

		Não	Um pouco	Bastante	Muito
6.	Sentiu-se limitado/a no seu emprego ou no desempenho das suas actividades diárias?	1	2	3	4
7.	Sentiu-se limitado/a na ocupação habitual dos seus tempos livres ou noutras actividades de laser?	1	2	3	4
8.	Teve falta de ar?	1	2	3	4
9.	Teve dores?	1	2	3	4
10.	Precisou de descansar?	1	2	3	4
11.	Teve dificuldade em dormir?	1	2	3	4
12.	Sentiu-se fraco/a?	1	2	3	4
13.	Teve falta de apetite?	1	2	3	4
14.	Teve enjoos?	1	2	3	4
15.	Vomitou?	1	2	3	4

Por favor, passe à página seguinte

(Redução do original de 67%)

170 · *Qualidade de Vida e Oncologia*

Durante a última semana :	Não	Um pouco	Bastante	Muito
16. Teve prisão de ventre?	1	2	3	4
17. Teve diarreia?	1	2	3	4
18. Sentiu-se cansado/a?	1	2	3	4
19. As dores perturbaram as suas actividades diárias?	1	2	3	4
20. Teve dificuldade em concentrar-se, por exemplo, para ler o jornal ou ver televisão?	1	2	3	4
21. Sentiu-se tenso/a?	1	2	3	4
22. Teve preocupações?	1	2	3	4
23. Sentiu-se irritável?	1	2	3	4
24. Sentiu-se deprimido/a?	1	2	3	4
25. Teve dificuldade em lembrar-se das coisas?	1	2	3	4
26. O seu estado físico ou tratamento médico interferiram na sua vida <u>familiar</u>?	1	2	3	4
27. O seu estado físico ou tratamento médico interferiram na sua actividade <u>social</u>?	1	2	3	4
28. O seu estado físico ou tratamento médico causaram-lhe problemas de ordem financeira?	1	2	3	4

Nas perguntas que se seguem faça um círculo à volta do número, entre 1 e 7, que melhor se aplica ao seu caso

29. Como classificaria a sua <u>saúde</u> em geral durante a última semana?

1	2	3	4	5	6	7

Péssima   Óptima

30. Como classificaria a sua <u>qualidade de vida</u> global durante a última semana?

1	2	3	4	5	6	7

Péssima   Óptima

© Copyright 1995 EORTC Study Group on Quality of Life. Todos os direitos reservados.   Version 3.0.

(Redução do original de 67%)

EORTC QLQ - BR23

Às vezes os doentes relatam que tem os seguintes sintomas ou problemas. Por favor, indique em que medida sentiu estes sintomas ou problemas durante a semana passada.

Durante a semana passada:		Não	Um pouco	Bas-tante	Muito
31.	Sentiu secura na boca?	1	2	3	4
32.	A comida e a bebida souberam-lhe de forma diferente da habitual?	1	2	3	4
33.	Os olhos doeram-lhe, picaram ou choraram?	1	2	3	4
34.	Caiu-lhe algum cabelo?	1	2	3	4
35.	Só responda a esta pergunta se teve quedas de cabelo: Ficou preocupada com as quedas de cabelo?	1	2	3	4
36.	Sentiu-se doente ou indisposta?	1	2	3	4
37.	Teve afrontamentos?	1	2	3	4
38.	Teve dores de cabeça?	1	2	3	4
39.	Sentiu-se menos atraente fisicamente devido à doença e ao tratamento?	1	2	3	4
40.	Sentiu-se menos feminina por causa da doença e do tratamento?	1	2	3	4
41.	Teve dificuldade em olhar para o seu corpo, nua?	1	2	3	4
42.	Sentiu-se pouco satisfeita com o seu corpo?	1	2	3	4
43.	Preocupou-se com o seu estado de saúde no futuro?	1	2	3	4

Durante as últimas quatro semanas:		Não	Um pouco	Bas-tante	Muito
44.	Até que ponto sentiu desejo sexual?	1	2	3	4
45.	Até que ponto esteve sexualmente activa? (com ou sem relações sexuais)	1	2	3	4
46.	Só responda a esta pergunta se esteve sexualmente activa: Até que ponto as relações sexuais deram lhe prazer?	1	2	3	4

Por favor, passe para a página seguinte

(Redução do original de 67%)

Durante a última semana:

		Não	Um pouco	Bas-tante	Muito
47.	Teve dores no braço ou no ombro?	1	2	3	4
48.	Teve o braço ou a mão inchados?	1	2	3	4
49.	Teve dificuldade em levantar o braço ou fazer movimentos laterais com ele?	1	2	3	4
50.	Sentiu dores na área da mama afectada?	1	2	3	4
51.	A área da mama afectada inchou?	1	2	3	4
52.	Sentiu a área da mama afectada muito sensível?	1	2	3	4
53.	Teve problemas de pele na área ou à volta da área da mama afectada? (por exemplo, comichão, pele seca, pele a escamar)	1	2	3	4

© Copyright 1995 EORTC Quality of Life Study Group, version 1.0. All rights reserved.

(Redução do original de 67%)

EORTC QLQ - LC13

Os doentes podem queixar-se dos seguintes sintomas. Indique, por favor, até que ponto sentiu esses sintomas ou problemas durante a semana passada.

Durante a semana passada:	Não	Um Pouco	Bastante	Muito
31. Quanto tossiu?	1	2	3	4
32. Tossiu sangue?	1	2	3	4
33. Sentiu falta de ar quando estava em repouso?	1	2	3	4
34. Sentiu falta de ar ao andar?	1	2	3	4
35. Sentiu falta de ar ao subir escadas?	1	2	3	4
36. Teve alguma inflamação na boca ou na língua?	1	2	3	4
37. Sentiu dificuldade ao engolir?	1	2	3	4
38. Teve a sensação de formigueiro nas mãos ou pés?	1	2	3	4
39. Teve queda de cabelo?	1	2	3	4
40. Sentiu dores no peito?	1	2	3	4
41. Sentiu dores no braço ou ombro?	1	2	3	4
42. Sentiu dores noutras partes do corpo?	1	2	3	4

Em caso afirmativo, onde ..

43. Tomou medicamentos para passar as dores?

    1   Não   2   Sim

Em caso afirmativo, até que ponto isso ajudou?	1	2	3	4

© QLQ-C30-LC13 Copyright 1994 EORTC Grupo de Estudo sobre Qualidade de vida. Reservados todos os direitos

(Redução do original de 67%)

EORTC QLQ – OV28

Às vezes os doentes relatam que têm os seguintes sintomas ou problemas. Por favor, indique em que medida sentiu estes sintomas ou problemas durante a semana passada. Por favor, envolva com um círculo a situação mais adequada ao seu caso.

Durante a semana passada:	Nada	Um pouco	Bastante	Muito
31. Teve dores na barriga?	1	2	3	4
32. Teve a sensação de barriga ou estômago inchado?	1	2	3	4
33. Sentiu que a roupa lhe ficava demasiado apertada?	1	2	3	4
34. Sentiu que os intestinos funcionaram de modo diferente por causa da sua doença ou do tratamento?	1	2	3	4
35. Sentiu-se incomodado com gases, ventosidate ou flatulência?	1	2	3	4
36. Sentiu-se enfartado logo depois de ter começado a comer?	1	2	3	4
37. Teve azia ou dificuldade em fazer a digestão?	1	2	3	4
38. Caiu-lhe algum cabelo?	1	2	3	4
39. Só responda a esta pergunta se teve quedas de cabelo: Ficou preocupada com as quedas de cabelo?	1	2	3	4
40. A comida e a bebida souberam-lhe de forma diferente da habitual?	1	2	3	4
41. Teve a sensação de formigueiro nas mãos ou pés?	1	2	3	4
42. Sentiu os dedos dos pés ou das mãos dormentes?	1	2	3	4
43. Sentiu os braços ou as pernas fracas?	1	2	3	4
44. Teve dores nos músculos ou nas articulações?	f	2	3	4
45. Teve problemas em ouvir?	1	2	3	4
46. Urinou com frequência?	1	2	3	4
47. Teve problemas de pele? (por exemplo, comichão, pele seca,)	1	2	3	4
48. Teve afrontamentos?	1	2	3	4
49. Teve suores nocturnos?	1	2	3	4

Por favor, passe para a página seguinte

(Redução do original de 67%)

Anexos

175

Durante a semana passada:	Nada	Um pouco	Bas-tante	Muito
50. Sentiu-se menos atraente fisicamente devido à doença e ao tratamento?	1	2	3	4
51. Sentiu-se pouco satisfeita com o seu corpo?	1	2	3	4
52. Em que medida a sua doença tem sido um fardo para si?	1	2	3	4
53. Em que medida o tratamento tem sido um fardo para si?	1	2	3	4
54. Preocupou-se com o seu estado de saúde no futuro?	1	2	3	4

Durante as últimas quatro semanas:	Nada	Um pouco	Bas-tante	Muito
55. Até que ponto sentiu desejo sexual?	1	2	3	4
56. Até que ponto esteve sexualmente activa?	1	2	3	4
Só responda a esta pergunta se esteve sexualmente activa:				
57. Até que ponto as relações sexuais deram lhe prazer?	1	2	3	4
58. Sentiu a vagina seca durante a actividade sexual?	1	2	3	4

© Copyright 1997. EORTC Study Group on Quality of Life. Todos os direitos reservados. (phase III module)

(Redução do original de 67%)

EORTC QLQ – STO22

Às vezes os doentes relatam que têm os seguintes sintomas ou problemas. Por favor, indique em que medida sentiu estes sintomas ou problemas durante a semana passada. Por favor, envolva com um círculo a situação mais adequada ao seu caso..

Durante a semana passada:	Não	Um pouco	Bas-tante	Muito
31. Tem tido problemas ao ingerir alimentos sólidos?	1	2	3	4
32. Tem tido problemas ao ingerir alimentos liquidificados ou moles?	1	2	3	4
33. Tem tido problemas ao beber líquidos?	1	2	3	4
34. Tem sentido mal-estar ao comer?	1	2	3	4
35. Tem tido dores na região do estômago ?	1	2	3	4
36. Tem sentido mal-estar na região do estômago?	1	2	3	4
37. Teve a sensação de barriga inchada?	1	2	3	4
38. Tem tido problemas de acidez ou bílis que vêm à boca?	1	2	3	4
39. Tem tido indigestão ácida ou pirose?	1	2	3	4
40. Tem tido problemas em arrotar?	1	2	3	4
41. Sente enfartamento logo depois de começar a comer?	1	2	3	4
42. Teve dificuldade em ter prazer nas refeições?	1	2	3	4
43. Leva muito tempo a terminar as refeições?	1	2	3	4
44. Sentiu a boca seca?	1	2	3	4
45. Os alimentos e as bebidas têm tido um sabor diferente?	1	2	3	4
46. Tem tido problemas em comer na presença de outras pessoas?	1	2	3	4
47. Tem pensado na sua doença?	1	2	3	4
48. Tem-se preocupado por o seu peso ser demasiado baixo?	1	2	3	4
49. Sentiu-se menos atraente fisicamente devido à doença e ao tratamento?	1	2	3	4
50. Tem-se preocupado com a sua saúde no futuro?	1	2	3	4
51. Caiu-lhe algum cabelo?	1	2	3	4
52. Só responda a esta pergunta se teve quedas de cabelo: Ficou preocupada com as quedas de cabelo?	1	2	3	4

© QLQ-STO22 Direito de Cópia 1999 EORTC Grupo de estudo sobre qualidade de vida. Todos os direitos reservados

(Redução do original de 67%)

EORTC QLQ – H&N35

Às vezes os doentes relatam que têm os seguintes sintomas ou problemas. Por favor, indique em que medida sentiu estes sintomas ou problemas durante a semana passada. Por favor, envolva com um círculo a situação mais adequada ao seu caso.

Durante a semana passada:	Não	Um pouco	Bas-tante	Muito
31. Teve dores na boca?	1	2	3	4
32. Teve dores nos maxilares?	1	2	3	4
33. Sentiu irritabilidade na boca?	1	2	3	4
34. Doeu-lhe a garganta?	1	2	3	4
35. Teve dificuldade em engolir líquidos?	1	2	3	4
36. Teve dificuldade em engolir comida em puré?	1	2	3	4
37. Teve dificuldade em engolir comida sólida?	1	2	3	4
38. Engasgou-se ao engolir?	1	2	3	4
39. Teve problemas com os dentes?	1	2	3	4
40. Teve dificuldade em abrir bem a boca?	1	2	3	4
41. Sentiu a boca seca?	1	2	3	4
42. A saliva pegava?	1	2	3	4
43. Teve dificuldades com os cheiros?	1	2	3	4
44. Teve dificuldades com o paladar?	1	2	3	4
45. Tossiu?	1	2	3	4
46. Esteve rouco?	1	2	3	4
47 Sentiu-se doente?	1	2	3	4
48. Preocupou-se com o seu aspecto?	1	2	3	4

Por favor, passe à página seguinte

(Redução do original de 67%)

Durante a semana passada:

	Não	Um pouco	Bas-tante	Muito
49. Teve dificuldade em comer?	1	2	3	4
50. Teve dificuldade em comer à frente da sua família?	1	2	3	4
51. Teve dificuldade em comer à frente de outras pessoas?	1	2	3	4
52. Teve dificuldade em ter prazer nas refeições?	1	2	3	4
53. Teve dificuldade em falar com pessoas?	1	2	3	4
54. Teve dificuldade em falar ao telefone?	1	2	3	4
55. Teve dificuldade em conviver com a família?	1	2	3	4
56. Teve dificuldade em conviver com amigos?	1	2	3	4
57. Teve dificuldade em estar em lugares públicos?	1	2	3	4
58. Teve dificuldade em estabelecer contactos físicos com a família ou com amigos?	1	2	3	4
59. Sentiu menos interesse pelo sexo?	1	2	3	4
60. Teve menos prazer sexual?	1	2	3	4

Durante a semana passada:

	Não	Sim
61. Tomou medicamentos para as dores?	1	2
62. Tomou algum suplemento alimentar (excluindo vitaminas)?	1	2
63. Alimentou-se através de tubagem?	1	2
64. Diminui de peso?	1	2
65. Aumentou de peso?	1	2

Copyright 1994 EORTC Quality of Life Study Group, version 1.0. All rights reserved.

(Redução do original de 67%)

Anexos 179

Notações do modelo de Rasch

Valores Calculados	Parâmetros Estimados	Definição
B	β (beta)	Medida, habilidade da pessoa
D	δ (delta)	Calibração, dificuldade do item
F	τ (tau)	Limiar, categoria, nível da calibração
E		Resultado esperado pelo modelo de Rasch
C	λ (lambda)	Dificuldade da faceta
P	π (pi)	Probabilidade
N		Pessoa
I		Item
K		Limiar
J		Faceta
X		Resposta, resultado, observados
Y		Residual
Z_{ni}		Residuais padronizados para cada pessoa ou para cada item
W_{ni}		Variância de uma pessoa ao longo de um item.
R_P		Índice fiabilidade das pessoas
SA^2_P		Variância das pessoas, ajustada para o erros da medida
SD^2_P		Variância da pessoa não ajustada
SE_P		Erro-padrão das pessoas
SA_P		Erro-padrão das pessoas, ajustado para o erro da medida
G_P		Índice de separação das pessoas, em unidades de erro-padrão
R_I		Índice fiabilidade do item, intervalo 0 a 1
SA^2_I		Variância do item ajustada para o erro da medida
SD^2_I		Variância do item, não ajustada
G_I		Índice de separação dos itens, em unidades de erro-padrão
SE_i		Erro-padrão dos itens
SA_i		Erro-padrão dos itens, ajustado para o erro da medida

9. BIBLIOGRAFIA

1. BAILAR, J. C., 3rd and H. L. GORNIK, *Cancer undefeated.* N Engl J Med, 1997. **336**(22): p. 1569-74.
2. LEVI, F., et al., *Trends in mortality from cancer in the European Union, 1955--94.* Lancet, 1999. **354**(9180): p. 742-3.
3. DGS/DSIA/Divisão-de-Estatística, *Elementos Estatísticos Saúde/2003 – Portugal.* 2005, Lisboa: Direcção-Geral da Saúde. 162.
4. BOYLE, P. and J. FERLAY, *Cancer incidence and mortality in Europe, 2004.* Ann Oncol, 2005. **16**(3): p. 481-8.
5. RIBEIRO, J. P., RAMOS, D., *Relação entre coping e qualidade de vida em doentes com cancro colo-rectal.* in *4º Congresso Nacional de psicologia da saúde.* 2002. Lisboa: Instituto Superior de psicologia aplicada.
6. WHITE, C. A., *Meaning and its measurement in psychosocial oncology.* Psychooncology, 2004. **13**(7): p. 468-81.
7. ALBERT, U. S., et al., *Quality of life profile: from measure to clinical application.* The Breast, 2002(11): p. 324-334.
8. LORENZ, W., et al., *Second step: testing-outcome measurements.* World J Surg, 1999. **23**(8): p. 768-80.
9. CABANA, M. D., et al., *Why don't physicians follow clinical practice guidelines? A framework for improvement.* Jama, 1999. **282**(15): p. 1458-65.
10. CELLA, D. F. and E. A. CHERIN, *Quality of life during and after cancer treatment.* Compr Ther, 1988. **14**(5): p. 69-75.
11. MORRIS, J., D. PEREZ, and B. MCNOE, *The use of quality of life data in clinical practice.* Qual Life Res, 1998. **7**(1): p. 85-91.
12. PIMENTEL, F. L., et al., *Survey of Portuguese Physicians On Quality of Life Information.* Qual Life Res, 2002. **11**(7): p. 654.
13. BENNETT, P., *Introdução clínica à psicologia da saúde.* 2002, Lisboa: Climepsi.
14. SALES, C. A., et al., *Qualidade de vida de mulheres tratadas de câncer de mama: Funcionamento social.* Revista Brasileira de Cancerologia, 2001. **47**(3): p. 263-272.
15. FERREIRA, P. L., *Um paradigma para a saúde.,* in *Livro de obstética,* M. L. Mendes, Editor. 1994, Almedina: Coimbra. p. 191-197.
16. NORDENFELT, L., *Concepts and measurement of quality of life in health care.* Philosophy and medicine; v. 47. 1994, Dordrecht: Kluwer Academic. viii, 283.

17.	ROBERTS, F., *The radiation treatment of neoplasms, VI.* Br J Radiol, 1934. **7**: p. 151-155.
18.	CARLENS, E., G. DAHLSTROM, and E. NOU, *Comparative measurements of quality of survival of lung cancer patients after diagnosis.* Scand J Respir Dis, 1970. **51**(4): p. 268-75.
19.	FAYERS, P. M. and D. MACHIN, *Quality of life: assessment, analysis and interpretation.* 2000, Chichester: Wiley. xii, 404.
20.	FRISCH, M. B., *Improving mental and physical health care throught Quality of Life Theraphy and assessement,* in *Advances in quality of life theory and research,* E. Diener and D. Rahtz, Editors. 2000, Kluwer Academic Publishers: Dordrecht. p. 207-242.
21.	DE HAES, J. C. and F. C. VAN KNIPPENBERG, *The quality of life of cancer patients: a review of the literature.* Soc Sci Med, 1985. **20**(8): p. 809-17.
22.	CAMPBELL, A., *The sense of well-being in America. Recent patterns and trends.* 1981, New York: McGraw-Hill.
23.	MYERS, D. G. and E. DIENER, *Who is happy?* Psychological Science, 1995. **6**: p. 10-19.
24.	GOUGH, I. R., *Quality of life as an outcome variable in oncology and surgery.* Aust N Z J Surg, 1994. **64**(4): p. 227-35.
25.	SPITZER, W. O., *State of science 1986: quality of life and functional status as target variables for research.* J Chronic Dis, 1987. **40**(6): p. 465-71.
26.	ELKINTON, J. R., *Medicine and the quality of life.* Ann Intern Med, 1966. **64**(3): p. 711-4.
27.	RODRÍGUEZ, A., G., A. PICABIA, B., and M. A. GREGÓRIO, *La calidad de vida en la salud: Un análisis conceptual.* Clínica y Salud, 2000. **11**(3): p. 309-328.
28.	ALLARDT, E., *A welfare model for selecting indicators of national development.* Policy Sciences, 1973. **4**: p. 64-74.
29.	CANTRIL, H., *The pattern of human concerns New Brunswick, Rulgers, U. P.*
30.	DEINER, E., *Subjective well-being.* Psychological Bulletin, 1984(95): p. 542-575.
31.	VERMUNT, C. G., E. SPAANS, and F. ZORGE, *Satisfaction, hapiness and well-being of Deutch students.* Social Indicators Research, 1989. **21**: p. 1-33.
32.	ELKINGTON, J. R., *Medicine and quality of life.* Ann Intern Med, 1966. **64**: p. 711-714.
33.	SCHOU, K. C. and J. HEWISON, *Experiencing cancer: quality of life in treatment. Facing death.* 1999, Buckingham; Philadelphia: Open University Press. viii, 197.
34.	MAGUIRE, P. and P. SELBY, *Assessing quality of life in cancer patients.* Br J Cancer, 1989. **60**(3): p. 437-40.
35.	GERHARDT, U., *Qualitative research on chronic illness: the issue and the story.* Soc Sci Med, 1990. **30**(11): p. 1149-59.
36.	CONRAD, P., *Qualitative research on chronic illness: a commentary on method and conceptual development.* Soc Sci Med, 1990. **30**(11): p. 1257-63.
37.	STRAUSS, A. and B. G. GLASER, *Chronic Illness and the Quality of Life.* 1975, St Loui: C. V. Mosby.

Bibliografía

38. STRAUSS, A., et al., *Social Organization of Medical Work*. 1985, Chicago: University of Chicago Press.

39. ILLICH, I., *Medical Nemesis: The Expropriation of Health*. 1976, New York: Random House.

40. ENGEL, G. L., *The need for a new medical model: a challenge for biomedicine*. Science, 1977. **196**(4286): p. 129-36.

41. CUNNINGHAM, A. J., *Information and health in the many levels of man: toward a more comprehensive theory oh health and disease*. Advances, 1986. **1**(1): p. 32-45.

42. SELBY, P. and B. ROBERTSON, *Measurement of quality of life in patients with cancer*. Cancer Surv, 1987. **6**(3): p. 521-43.

43. FALLOWFIELD, L. J., *The Quality of Life: the Missing measure of Health care. London*. 1990, London: Souvenir Press.

44. JONES, D. R., P. M. FAYERS, and J. SIMONS, *Measuring ans Analysing quality of life in câncer clinical trials; a review*, in *The Quality of Life of Cancer Patients*, N. K. Aaronson and J. Beckmann, Editors. 1987, Raven Press: New York.

45. MOINPOUR, C. M., et al., *Quality of life end points in cancer clinical trials: review and recommendations*. J Natl Cancer Inst, 1989. **81**(7): p. 485-95.

46. SCHRAUB, S., et al., *[Assessment of the quality of life]*. Bull Cancer, 1987. **74**(3): p. 297-305.

47. *Quality of life and clinical trials*. Lancet North Am Ed, 1995. **346**(8966): p. 1-2.

48. VARRICCHIO, C. G., et al., *Quality of Life in Clinical Cancer Trials. Introduction*. J Natl Cancer Inst Monogr, 1996(20): p. vii-viii.

49. *Outcomes of cancer treatment for technology assessment and cancer treatment guidelines. American Society of Clinical Oncology*. J Clin Oncol, 1996. **14**(2): p. 671-9.

50. BEITZ, J., C. GNECCO, and R. JUSTICE, *Quality-of-life end points in cancer clinical trials: the U. S. Food and Drug Administration perspective*. J Natl Cancer Inst Monogr, 1996(20): p. 7-9.

51. *Proceedings of the inaugural meeting of the International Health-related Quality of Life Society, 3-4 February 1994, Brussels, Belgium*. Qual Life Res, 1994. **3**(1): p. 39-100.

52. JENKINS, C. D., *Assessment of outcomes of health intervention*. Soc Sci Med, 1992. **35**(4): p. 367-75.

53. SEEMAN, J., *Toward a model of positive health*. Am Psychol, 1989. **44**(8): p. 1099-109.

54. STEWART, A. L. and J. E. WARE, *Measuring functioning and well-being: the medical outcomes study approach*. 1992, Durham: Duke University Press. xxiii, 449.

55. *Comprehensive functional assessment for elderly patients. Health and Public Policy Committee, American College of Physicians*. Ann Intern Med, 1988. **109**(1): p. 70-2.

56. ELLWOOD, P. M., *Shattuck lecture-outcomes management. A technology of patient experience.* N Engl J Med, 1988. **318**(23): p. 1549-56.

57. FADEN, R. and A. LEPLEGE, *Assessing quality of life. Moral implications for clinical practice.* Med Care, 1992. **30**(5 Suppl): p. MS166-75.

58. LEVINE, S. and S. H. CROOG, *What constitues quality of Life? A conceptualization of the dimensions of life quality in healthy populations and patients with cardiovascular diseases.* 1984.

59. BRESLOW, L., *A quantitative approach to the World Health Organization definition of health: physical, mental and social well-being.* Int J Epidemiol, 1972. **1**(4): p. 347-55.

60. CALMAN, K. C., *Quality of life in cancer patients – an hypothesis.* J Med Ethics, 1984. **10**(3): p. 124-7.

61. ORTIZ, S., *Calidad de vida y tratamiento en oncología.* Rev Cancer (Madrid), 1990. **3**: p. 103-177.

62. *Study protocol for the World Health Organization project to develop a Quality of Life assessment instrument (WHOQOL).* Qual Life Res, 1993. **2**(2): p. 153-9.

63. VEENHOVEN, R., *The study of life-satisfaction,* in *A Comparative Study of Satisfaction with Life in Europe,* W. E. Saris, et al., Editors. 1996, Eotvos University Press: Budapest. p. 11-48.

64. PARKER, M., *Loss in the Lives of Southeast Asian Elders,* in *Developments in Quality of Life Studies,* L. H. Meadow, Editor. 1997, International Society of Quality of Life Studies: Blaksburg. p. 70.

65. CRAMER, J. A. and B. SPILKER, *Quality of life and pharmacoeconomics: an introduction.* 1998, Philadelphia: Lippincott-Raven. xiv, 274.

66. BARBOSA, A. M. and J. P. RIBEIRO. *Qualidade de vida e depressão.* in *3º Congresso Nacional de Psicologia da Saúde.* 2000. Lisboa.

67. OGDEN, J. and T. (2ª ed.). (C. Patrocínio & F. Anderson, *Psicologia da Saúde.* 2ª ed. 1999, Lisboa: Climepsi.

68. BERG, R. L., D. S. HALLAUER, and S. N. BERK, *Neglected aspects of the quality of life.* Health Serv Res, 1976. **11**(4): p. 391-5.

69. SPILKER, B. and D. A. REVICKI, *Taxonomy of Quality of Life,* in *Quality of life and pharmacoeconomics in clinical trials,* B. Spilker, Editor. 1996, Raven Press: New York, NY. p. 25-40.

70. BERGNER, M., *Quality of life, health status, and clinical research.* Med Care, 1989. **27**(3 Suppl): p. S148-56.

71. PATRICK, D. L. and M. BERGNER, *Measurement of health status in the 1990s.* Annu Rev Public Health, 1990. **11**: p. 165-83.

72. SLEVIN, M. L., et al., *Who should measure quality of life, the doctor or the patient?* Br J Cancer, 1988. **57**(1): p. 109-12.

73. GUYATT, G. H., D. H. FEENY, and D. L. PATRICK, *Measuring health-related quality of life.* Ann Intern Med, 1993. **118**(8): p. 622-9.

74. MICHALOS, A. C., B. D. ZUMBO, and A. HUBLEY, *Health and Quality of Life.* Social Indicators Research, 2000. **51**: p. 245-286.

75. TCHEKMEDYIAN, N. S., et al., *Treatment of cancer anorexia with megestrol acetate: impact on quality of life.* Oncology (Huntingt), 1990. **4**(5): p. 185-92; discussion 194.

76. CELLA, D. F. and D. S. TULSKY, *Measuring quality of life today: methodological aspects.* Oncology (Huntingt), 1990. **4**(5): p. 29-38; discussion 69.

77. FITZPATRICK, R., *Alternative approaches to the assessement of health-related quality of life,* in *Pursuit of rhe quality of life,* A. Offer, Editor. 1996, Oxford University Press: New York. p. 140-162.

78. SECCHI, G. and M. G. STREPPARAVA, *The quality of life in cancer patients: a cognitive approach.* Eur J Intern Med, 2001. **12**(1): p. 35-42.

79. SIRGY, J. M., *QOL Research in Relation to Specific Life Domains,* in *Handobook of Quality-of-Life Research. An Ethical Markting Perspective,* M. J. Sirgy, Editor. 2001, Kluwer academic Publishers: Dordrecht. p. 265-347.

80. AARONSON, N. K., et al., *The European Organization for Research and Treatment of Cancer QLQ-C30: a quality-of-life instrument for use in international clinical trials in oncology.* J Natl Cancer Inst, 1993. **85**(5): p. 365-76.

81. MCLACHLAN, S. A., G. M. DEVINS, and P. J. GOODWIN, *Validation of the European Organization for Research and Treatment of Cancer Quality of Life Questionnaire (QLQ-C30) as a measure of psychosocial function in breast cancer patients.* Eur J Cancer, 1998. **34**(4): p. 510-7.

82. KOLLER, M. and W. LORENZ, *Quality of life research in patients with rectal cancer: traditional approaches versus a problem-solving oriented perspective.* Langenbecks Arch Surg, 1998. **383**(6): p. 427-36.

83. SACRISTÁN, J. A. and L. PRIETO, *Problems and solutions in calculating quality-ajusted life years (QALYs).* Health and Quality of Life Outcomes, 2003. **80**(1): p. 1-8.

84. EBRAHIM, S., *Clinical and public health perspectives and applications of health-related quality of life measurement.* Soc Sci Med, 1995. **41**(10): p. 1383-94.

85. GUILLEMIN, F., *The value of utility: assumptions underlying preferences and quality adjusted life years.* J Rheumatol, 1999. **26**(9): p. 1861-3.

86. CASALI, P., et al., *Quality of life assessment and clinical decision-making.* Ann Oncol, 1997. **8**(12): p. 1207-11.

87. TRINDADE, I. and J. A. TEIXEIRA, *Psicologia nos cuidados de saúde primários.* 2000, Lisboa: Climepsi.

88. PIMENTEL, F. L., *Qualidade de vida do doente oncológico.,* in *Faculdade Medicina.* 2003, Porto: Porto. p. 276.

89. SPILKER, B., *Introduction,* in *Quality of life and pharmacoeconomics in clinical trials,* B. Spilker, Editor. 1996, Raven Press: New York, NY. p. 25-40.

90. JENNEY, M. E., *Health-related quality of life, cancer and health care.* Eur J Cancer, 1996. **32A**(8): p. 1281-2.

91. GREIL, R., et al., *Retrospective assessment of quality of life and treatment outcome in patients with Hodgkin's disease from 1969 to 1994.* Eur J Cancer, 1999. **35**(5): p. 698-706.

92. MEYEROWITZ, B. E., *Quality of life in breast cancer patients: the contribution of data to the care of patients.* Eur J Cancer, 1993. **29A Suppl 1**: p. S59-62.

93. O'BOYLE, C. A. and D. WALDRON, *Quality of life issues in palliative medicine.* J Neurol, 1997. **244 Suppl 4**: p. S18-25.

94. SPRANGERS, M. A., *Quality-of-life assessment in colorectal cancer patients: evaluation of cancer therapies.* Semin Oncol, 1999. **26**(6): p. 691-6.

95. KIEBERT, G. M., *Quality of life as an outcome measure in cancer clinical trials.* Eur Urol, 1997. **31 Suppl 1**: p. 56-64.

96. DEMETRI Gd, et al., *Quality-of-life benefit in chemotherapy patients treated with epoetin alfa is independent of disease response or tumor type: results from a prospective community oncology study. Procrit Study Group.* J Clin Oncol, 1998. **16**(10): p. 3412-25.

97. DONOVAN, K., R. W. SANSON-FISHER, and S. Redman, *Measuring quality of life in cancer patients.* J Clin Oncol, 1989. **7**(7): p. 959-68.

98. HOPWOOD, P., *Quality of life assessment in chemotherapy trials for non-small cell lung cancer: are theory and practice significantly different?* Semin Oncol, 1996. **23**(5 Suppl 10): p. 60-4.

99. BATEL-COPEL LM, et al., *Do oncologists have an increasing interest in the quality of life of their patients? A literature review of the last 15 years. [Review] [23 refs].* Europ J Cancer, 1997. **33**(1): p. 29-32.

100. SANDERS, C., et al., *Reporting on quality of life in randomised controlled trials: bibliographic study.* Bmj, 1998. **317**(7167): p. 1191-4.

101. ROTHENBERG, M. L., et al., *A phase II trial of gemcitabine in patients with 5-FU-refractory pancreas cancer.* Ann Oncol, 1996. **7**(4): p. 347-53.

102. BURRIS, H. A., 3rd, et al., *Improvements in survival and clinical benefit with gemcitabine as first-line therapy for patients with advanced pancreas cancer: a randomized trial.* J Clin Oncol, 1997. **15**(6): p. 2403-13.

103. TANNOCK, I. F., et al., *Chemotherapy with mitoxantrone plus prednisone or prednisone alone for symptomatic hormone-resistant prostate cancer: a Canadian randomized trial with palliative end points.* J Clin Oncol, 1996. **14**(6): p. 1756-64.

104. PASSIK, S. D. and K. L. KIRSH, *The importance of quality-of-life endpoints in clinical trials to the practicing oncologist.* Hematol Oncol Clin North Am, 2000. **14**(4): p. 877-86.

105. CONILL, C., E. VERGER, and M. SALAMERO, *Performance status assessment in cancer patients.* Cancer, 1990. **65**(8): p. 1864-6.

106. COATES, A., J. FORBES, and R. J. SIMES, *Prognostic value of performance status and quality-of-life scores during chemotherapy for advanced breast cancer. The Australian New Zealand Breast Cancer Trials Group.* J Clin Oncol, 1993. **11**(10): p. 2050.

107. ROILA, F. and E. CORTESI, *Quality of life as a primary end point in oncology.* Ann Oncol, 2001. **12 Suppl 3**: p. S3-6.

108.	FAYERS, P. M. and D. J. HAND, *Generalisation from phase III clinical trials: survival, quality of life, and health economics.* Lancet, 1997. **350**(9083): p. 1025-7.
109.	SPECHT, L., et al., *Influence of more extensive radiotherapy and adjuvant chemotherapy on long-term outcome of early-stage Hodgkin's disease: a meta-analysis of 23 randomized trials involving 3,888 patients. International Hodgkin's Disease Collaborative Group.* J Clin Oncol, 1998. **16**(3): p. 830-43.
110.	GLIMELIUS, B., et al., *Quality of life during cytostatic therapy for advanced symptomatic colorectal carcinoma: a randomized comparison of two regimens.* Eur J Cancer Clin Oncol, 1989. **25**(5): p. 829-35.
111.	OSOBA, D., *Lessons learned from measuring health-related quality of life in oncology [see comments]. [Review] [83 refs].* J Clin Oncol, 1994. **12**(3): p. 608-16.
112.	COATES, A., et al., *Improving the quality of life during chemotherapy for advanced breast cancer. A comparison of intermittent and continuous treatment strategies.* N Engl J Med, 1987. **317**(24): p. 1490-5.
113.	SUGARBAKER, P. H., et al., *Quality of life assessment of patients in extremity sarcoma clinical trials.* Surgery, 1982. **91**(1): p. 17-23.
114.	OSOBA, D., et al., *Health-related quality of life in men with metastatic prostate cancer treated with prednisone alone or mitoxantrone and prednisone.* J Clin Oncol, 1999. **17**(6): p. 1654-63.
115.	MOINPOUR, C. M., et al., *Quality of life assessment in Southwest Oncology Group trials.* Oncology (Huntingt), 1990. **4**(5): p. 79-84, 89; discussion 104.
116.	OSOBA, D., et al., *Health-related quality-of-life studies of the National Cancer Institute of Canada Clinical Trials Group.* J Natl Cancer Inst Monogr, 1996(20): p. 107-11.
117.	KIEBERT, G. M. and S. KAASA, *Quality of life in clinical cancer trials: experience and perspective of the European Organization for Research and Treatment of Cancer.* J Natl Cancer Inst Monogr, 1996(20): p. 91-5.
118.	JOHNSON, J. R. and R. TEMPLE, *Food and Drug Administration requirements for approval of new anticancer drugs.* Cancer Treat Rep, 1985. **69**(10): p. 1155-9.
119.	GANZ, P. A., et al., *Breast conservation versus mastectomy. Is there a difference in psychological adjustment or quality of life in the year after surgery?* Cancer, 1992. **69**(7): p. 1729-38.
120.	ANDERSON, H., et al., *Gemcitabine plus best supportive care (BSC) vs BSC in inoperable non-small cell lung cancer – a randomized trial with quality of life as the primary outcome. UK NSCLC Gemcitabine Group. Non-Small Cell Lung Cancer.* Br J Cancer, 2000. **83**(4): p. 447-53.
121.	THONGPRASERT, S., et al., *Relationship between quality of life and clinical outcomes in advanced non-small cell lung cancer: best supportive care (BSC) versus BSC plus chemotherapy.* Lung Cancer, 1999. **24**(1): p. 17-24.
122.	BLEEHEN, N. M., et al., *A randomised trial of three or six courses of etoposide cyclophosphamide methotrexate and vincristine or six courses of etoposide and*

188   *Qualidade de Vida e Oncologia*

ifosfamide in small cell lung cancer (SCLC). II: Quality of life. Medical Research Council Lung Cancer Working Party. Br J Cancer, 1993. **68**(6): p. 1157-66.

123.   *Randomised trial of four-drug vs less intensive two-drug chemotherapy in the palliative treatment of patients with small-cell lung cancer (SCLC) and poor prognosis. Medical Research Council Lung Cancer Working Party.* Br J Cancer, 1996. **73**(3): p. 406-13.

124.   FERNANDEZ, C., et al., *Quality of life during chemotherapy in non-small cell lung cancer patients.* Acta Oncol, 1989. **28**(1): p. 29-33.

125.   HELSING, M., et al., *Quality of life and survival in patients with advanced non-small cell lung cancer receiving supportive care plus chemotherapy with carboplatin and etoposide or supportive care only. A multicentre randomised phase III trial. Joint Lung Cancer Study Group.* European Journal of Cancer, 1998. **34**(7): p. 1036-44.

126.   ALLEN-MERSH, T. G., et al., *Quality of life and survival with continuous hepatic-artery floxuridine infusion for colorectal liver metastases.* Lancet, 1994. **344**(8932): p. 1255-60.

127.   CLAVEL, M., M. SOUKOP, and Y. L. GREENSTREET, *Improved control of emesis and quality of life with ondansetron in breast cancer.* Oncology, 1993. **50**(3): p. 180-5.

128.   OSOBA, D., V. LEVIN, and W. K. YUNG, *Health-related quality of life (HRQL) benefits in patients with recurrent anaplastic astrocytoma (AA) treated with Temozolamide (TEM).* Proc. ASCO, 1998. **17**: p. 388a.

129.   COHEN, L., et al., *Quality of life in patients with metastatic renal cell carcinoma participating in a phase I trial of an autologous tumor-derived vaccine.* Urol Oncol, 2002. **7**(3): p. 119-24.

130.   GRUNFELD, E., et al., *Routine follow up of breast cancer in primary care: randomised trial.* Bmj, 1996. **313**(7058): p. 665-9.

131.   OHTSUKA, T., et al., *Quality of life after pylorus-preserving pancreatoduodenectomy.* Am J Surg, 2001. **182**(3): p. 230-6.

132.   SCHAG, C. A., et al., *Quality of life in adult survivors of lung, colon and prostate cancer.* Qual Life Res, 1994. **3**(2): p. 127-41.

133.   ALLAL, A. S., et al., *Sphincter-sparing surgery after preoperative radiotherapy for low rectal cancers: feasibility, oncologic results and quality of life outcomes.* Br J Cancer, 2000. **82**(6): p. 1131-7.

134.   RAMSEY, S. D., et al., *Quality of life in survivors of colorectal carcinoma.* Cancer, 2000. **88**(6): p. 1294-303.

135.   GRUMANN, M. M., et al., *Comparison of quality of life in patients undergoing abdominoperineal extirpation or anterior resection for rectal cancer.* Ann Surg, 2001. **233**(2): p. 149-56.

136.   GUREN, M. G., et al., *Quality of life in patients with urinary diversion after operation for locally advanced rectal cancer.* Eur J Surg Oncol, 2001. **27**(7): p. 645-51.

137. STEINECK, G., et al., *Quality of life after radical prostatectomy or watchful waiting.* N Engl J Med, 2002. **347**(11): p. 790-6.

138. WEI, J. T., et al., *Comprehensive comparison of health-related quality of life after contemporary therapies for localized prostate cancer.* J Clin Oncol, 2002. **20**(2): p. 557-66.

139. WEEKS, J., *Quality-of-life assessment: performance status upstaged?* J Clin Oncol, 1992. **10**(12): p. 1827-9.

140. KAASA, S., A. MASTEKAASA, and E. LUND, *Prognostic factors for patients with inoperable non-small cell lung cancer, limited disease. The importance of patients' subjective experience of disease and psychosocial well-being.* Radiother Oncol, 1989. **15**(3): p. 235-42.

141. GANZ, P. A., J. J. LEE, and J. SIAU, *Quality of life assessment. An independent prognostic variable for survival in lung cancer.* Cancer, 1991. **67**(12): p. 3131-5.

142. COATES, A., et al., *Prognostic value of quality-of-life scores during chemotherapy for advanced breast cancer. Australian New Zealand Breast Cancer Trials Group.* J Clin Oncol, 1992. **10**(12): p. 1833-8.

143. SEIDMAN, A. D., et al., *Quality of life in phase II trials: a study of methodology and predictive value in patients with advanced breast cancer treated with paclitaxel plus granulocyte colony-stimulating factor.* J Natl Cancer Inst, 1995. **87**(17): p. 1316-22.

144. COATES, A., et al., *Prognostic value of quality of life scores in a trial of chemotherapy with or without interferon in patients with metastatic malignant melanoma.* Eur J Cancer, 1993. **29A**(12): p. 1731-4.

145. WISLOFF, F. and M. HJORTH, *Health-related quality of life assessed before and during chemotherapy predicts for survival in multiple myeloma. Nordic Myeloma Study Group.* Br J Haematol, 1997. **97**(1): p. 29-37.

146. DE GRAEFF, A., et al., *Sociodemographic factors and quality of life as prognostic indicators in head and neck cancer.* Eur J Cancer, 2001. **37**(3): p. 332-9.

147. DANCEY, J., et al., *Quality of life scores: an independent prognostic variable in a general population of cancer patients receiving chemotherapy. The National Cancer Institute of Canada Clinical Trials Group.* Qual Life Res, 1997. **6**(2): p. 151-8.

148. COATES A, PORZSOLT F, and OSOBA D, *Quality of life in oncology practice: prognostic value of EORTC QLQ-C30 scores in patients with advanced malignancy.* Eur J Cancer, 1997. **33**(7): p. 1025-30.

149. BUCCHERI, G. F., et al., *The patient's perception of his own quality of life might have an adjunctive prognostic significance in lung cancer.* Lung Cancer, 1995. **12**(1-2): p. 45-58.

150. HERNDON, J. E., 2nd, et al., *Is quality of life predictive of the survival of patients with advanced nonsmall cell lung carcinoma?* Cancer, 1999. **85**(2): p. 333-40.

151. EARLAM, S., et al., *Relation between tumor size, quality of life, and survival in patients with colorectal liver metastases.* J Clin Oncol, 1996. **14**(1): p. 171-5.

152. MAISEY, N. R., et al., *Baseline quality of life predicts survival in patients with advanced colorectal cancer.* Eur J Cancer, 2002. **38**(10): p. 1351-7.

153. SLOAN, J. A., et al., *Randomized comparison of four tools measuring overall quality of life in patients with advanced cancer.* J Clin Oncol, 1998. **16**(11): p. 3662-73.

154. OSOBA, D., et al., *Determinants of postchemotherapy nausea and vomiting in patients with cancer. Quality of Life and Symptom Control Committees of the National Cancer Institute of Canada Clinical Trials Group.* J Clin Oncol, 1997. **15**(1): p. 116-23.

155. GOTAY, C. C. and T. D. MOORE, *Assessing quality of life in head and neck cancer.* Qual Life Res, 1992. **1**(1): p. 5-17.

156. SLEVIN, M. L., *Quality of life: philosophical question or clinical reality?* Bmj, 1992. **305**(6851): p. 466-9.

157. JOYCE, C. R., *Quality of life: the state of the art in clinical assessement*, in *Quality of life assessment and Aplication*, S. R. Walker and R. M. Rosser, Editors. 1988, MTP Press: London.

158. STEPHENS Rj, et al., *Randomized trials with quality of life endpoints: are doctors' ratings of patients' physical symptoms interchangeable with patients' self-ratings?* Qual Life Res, 1997. **6**(3): p. 225-36.

159. TITZER, M. L., M. FISCH, and J. L. KRISTELLAR, *Clinician's assessment of quality of life (QOL) in outpatients with advanced cancer: how accurate is our prediction?* Am Soc Clin Oncol, 2001. **20**: p. 384a.

160. TILL, J. E., et al., *Research on health-related quality of life: dissemination into practical applications.* Qual Life Res, 1994. **3**(4): p. 279-83.

161. BEZJAK, A., et al., *Oncologists' use of quality of life information: results of a survey of Eastern Cooperative Oncology Group physicians.* Qual Life Res, 2001. **10**(1): p. 1-13.

162. BEZJAK A, et al., *A preliminary survey of oncologists' perceptions of quality of life information.* Psycho Oncology, 1997. **6**(2): p. 107-13.

163. JACOBSEN, P. B., K. DAVIS, and D. CELLA, *Assessing quality of life in research and clinical practice.* Oncology (Huntingt), 2002. **16**(9 Suppl 10): p. 133-9.

164. GANZ, P. A., *Quality of life and the patient with cancer. Individual and policy implications.* Cancer, 1994. **74**(4 Suppl): p. 1445-52.

165. KLEINMAN, A., *Culture, the Quality of Life and cancer pain: anthropological and cross-cultural perspectives.*, in *Asseeement of qualit of life and cancer treatment.*, V. Ventafridda, Editor. 1986, Elsevier: Amsterdam. p. 43--50.

166. SUTHERLAND, H. J., G. A. LOCKWOOD, and N. F. BOYD, *Ratings of the importance of quality of life variables: therapeutic implications for patients with metastatic breast cancer.* J Clin Epidemiol, 1990. **43**(7): p. 661-6.

167. KORNBLITH, A. B., et al., *Quality of life of patients with prostate cancer and their spouses. The value of a data base in clinical care.* Cancer, 1994. **73**(11): p. 2791-802.

168. HURNY, C., et al., *Impact of adjuvant therapy on quality of life in women with node-positive operable breast cancer. International Breast Cancer Study Group.* Lancet, 1996. **347**(9011): p. 1279-84.

169. LINDLEY, C. M., et al., *Quality of life consequences of chemotherapy-induced emesis.* Qual Life Res, 1992. **1**(5): p. 331-40.

170. OSOBA D, et al., *Effect of postchemotherapy nausea and vomiting on health-related quality of life. The Quality of Life and Symptom Control Committees of the National Cancer Institute of Canada Clinical Trials Group.* Supportive Care in Cancer, 1997. **5**(4): p. 307-13.

171. OSOBA, D., *What has been learned from measuring health-related quality of life in clinical oncology.* Eur J Cancer, 1999. **35**(11): p. 1565-70.

172. TANAKA, T. and C. C. GOTAY, *Physicians' and medical students' perspectives on patients' quality of life.* Acad Med, 1998. **73**(9): p. 1003-5.

173. DEYO, R. A. and W. B. CARTER, *Strategies for improving and expanding the application of health status measures in clinical settings. A researcher-developer viewpoint.* Med Care, 1992. **30**(5 Suppl): p. MS176-86; discussion MS196-209.

174. GREENFIELD, S. and E. C. NELSON, *Recent developments and future issues in the use of health status assessment measures in clinical settings.* Med Care, 1992. **30**(5 Suppl): p. MS23-41.

175. THIER, S. O., *Forces motivating the use of health status assessment measures in clinical settings and related clinical research.* Med Care, 1992. **30**(5 Suppl): p. MS15-22.

176. LOHR, K. N., *Applications of health status assessment measures in clinical practice. Overview of the third conference on advances in health status assessment.* Med Care, 1992. **30**(5 Suppl): p. MS1-14.

177. WASSON, J., et al., *Benefits and obstacles of health status assessment in ambulatory settings. The clinician's point of view. The Dartmouth Primary Care COOP Project.* Med Care, 1992. **30**(5 Suppl): p. MS42-9.

178. CARLSON, L. E., et al., *Computerized quality-of-life screening in a cancer pain clinic.* J Palliat Care, 2001. **17**(1): p. 46-52.

179. DETMAR, S. B. and N. K. AARONSON, *Quality of life assessment in daily clinical oncology practice: a feasibility study.* Eur J Cancer, 1998. **34**(8): p. 1181-6.

180. VELIKOVA, G., et al., *Self-reported quality of life of individual cancer patients: concordance of results with disease course and medical records.* J Clin Oncol, 2001. **19**(7): p. 2064-73.

181. VELIKOVA, G., et al., *Computer-based quality of life questionnaires may contribute to doctor-patient interactions in oncology.* Br J Cancer, 2002. **86**(1): p. 51-9.

182. EMPEREUR, F., et al., *Measuring quality of life in clinical practice improved patient satisfaction.* Qual Life Res, 2001. **10**(3): p. 195.

183. BOUCHET, C., F. GUILLEMIN, and S. BRIANCON, *Nonspecific effects in longitudinal studies: impact on quality of life measures.* J Clin Epidemiol, 1996. **49**(1): p. 15-20.

184. ZITTOUN, R., *[Objectives of the study of the quality of life in oncology]*. Bull Cancer, 1986. **73**(5): p. 601-6.

185. PASSIK, S. D., et al., *Oncologists' recognition of depression in their patients with cancer.* J Clin Oncol, 1998. **16**(4): p. 1594-600.

186. HALL, A., R. A'HERN, and L. FALLOWFIELD, *Are we using appropriate self-report questionnaires for detecting anxiety and depression in women with early breast cancer?* Eur J Cancer, 1999. **35**(1): p. 79-85.

187. MAHER, E. J., et al., *The use of the Hospital Anxiety and Depression Scale (HADS) and the EORTC QLQ-C30 questionnaires to screen for treatable unmet needs in patients attending routinely for radiotherapy.* Cancer Treat Rev, 1996. **22 Suppl A**: p. 123-9.

188. TSEVAT, J., et al., *Using health-related quality-of-life information: clinical encounters, clinical trials, and health policy.* J Gen Intern Med, 1994. **9**(10): p. 576-82.

189. YELLEN, S. B. and D. F. CELLA, *Someone to live for: social well-being, parenthood status, and decision-making in oncology.* J Clin Oncol, 1995. **13**(5): p. 1255-64.

190. BECKMAN, H. B. and R. M. FRANKEL, *The effect of physician behavior on the collection of data.* Ann Intern Med, 1984. **101**(5): p. 692-6.

191. FUNCH, D. P., *Predictors and consequences of symptom reporting behaviors in colorectal cancer patients.* Med Care, 1988. **26**(10): p. 1000-8.

192. LEY, P., *Satisfaction, compliance and communication.* Br J Clin Psychol, 1982. **21 (Pt 4)**: p. 241-54.

193. PENMAN, D. T., et al., *Informed consent for investigational chemotherapy: patients' and physicians' perceptions.* J Clin Oncol, 1984. **2**(7): p. 849-55.

194. MAGUIRE, P., et al., *Helping cancer patients disclose their concerns.* Eur J Cancer, 1996. **32A**(1): p. 78-81.

195. SIMINOFF, L. A., J. H. FETTING, and M. D. ABELOFF, *Doctor-patient communication about breast cancer adjuvant therapy.* J Clin Oncol, 1989. **7**(9): p. 1192-200.

196. CALKINS, D. R., et al., *Failure of physicians to recognize functional disability in ambulatory patients.* Ann Intern Med, 1991. **114**(6): p. 451-4.

197. PEARLMAN, R. A. and R. F. UHLMANN, *Quality of life in chronic diseases: perceptions of elderly patients.* J Gerontol, 1988. **43**(2): p. M25-30.

198. CULL, A., M. STEWART, and D. G. ALTMAN, *Assessment of and intervention for psychosocial problems in routine oncology practice.* Br J Cancer, 1995. **72**(1): p. 229-35.

199. FORD, S., L. FALLOWFIELD, and S. LEWIS, *Can oncologists detect distress in their out-patients and how satisfied are they with their performance during bad news consultations?* Br J Cancer, 1994. **70**(4): p. 767-70.

200. SPRANGERS, M. A. and N. K. AARONSON, *The role of health care providers and significant others in evaluating the quality of life of patients with chronic disease: a review.* J Clin Epidemiol, 1992. **45**(7): p. 743-60.

201. GLIMELIUS, B., et al., *General condition of asymptomatic patients with advanced colorectal cancer receiving palliative chemotherapy. A longitudinal study.* Acta Oncol, 1992. **31**(6): p. 645-51.

202. SLOAN, J. A., et al., *Assessing clinical significance in measuring oncology patient quality of life: introduction to the symposium, content overview, and definition of terms.* Mayo Clin Proc, 2002. **77**(4): p. 367-70.

203. HIGGINSON, I. J. and A. J. CARR, *Measuring quality of life: Using quality of life measures in the clinical setting.* Bmj, 2001. **322**(7297): p. 1297-300.

204. DAVIS, K. and D. CELLA, *Assessing Quality of Life in Oncolgy Clinical Practice: a review of barriers and critical sucess factors.* JCOM, 2002. **9**(6): p. 327-332.

205. McHORNEY, C. A., *Generic health measurement: past accomplishments and a measurement paradigm for the 21st century.* Ann Intern Med, 1997. **127**(8 Pt 2): p. 743-50.

206. HAYES, R. D., *Item response theory models*, in *Quality of life assessment in clinical trials: methods and practice*, M. J. Staquet, R. D. Hays, and P. M. Fayers, Editors. 1998, Oxford medical publications. Oxford University Press: Oxford; New York. p. 191-226.

207. BUXTON, J., M. WHITE, and D. OSOBA, *Patients' experiences using a computerized program with a touch-sensitive video monitor for the assessment of health-related quality of life.* Qual Life Res, 1998. **7**(6): p. 513-9.

208. LARKIN, J. H. and H. A. SIMON, *Why a diagram is (sometimes) worth more than thousand words.* Cognit Sci, 1987(11): p. 65.

209. WYATT, J. C. and P. WRIGHT, *Design should help use of patients' data.* Lancet, 1998. **352**(9137): p. 1375-8.

210. TAENZER, P., et al., *Impact of computerized quality of life screening on physician behaviour and patient satisfaction in lung cancer outpatients.* Psychooncology, 2000. **9**(3): p. 203-13.

211. OSOBA, D., *The Quality of Life Committee of the Clinical Trials Group of the National Cancer Institute of Canada: organization and functions.* Qual Life Res, 1992. **1**(3): p. 211-8.

212. JUNIPER, E. F., et al., *Determining a minimal important change in a disease-specific Quality of Life Questionnaire.* J Clin Epidemiol, 1994. **47**(1): p. 81-7.

213. OSOBA D, et al., *Interpreting the significance of changes in health-related quality-of-life scores.* J Clin Oncol, 1998. **16**(1): p. 139-44.

214. JAESCHKE, R., J. SINGER, and G. H. GUYATT, *Measurement of health status. Ascertaining the minimal clinically important difference.* Control Clin Trials, 1989. **10**(4): p. 407-15.

215. SNEEUW, K. C., et al., *Comparison of patient and proxy EORTC QLQ-C30 ratings in assessing the quality of life of cancer patients.* J Clin Epidemiol, 1998. **51**(7): p. 617-31.

216. PIERRE, U., et al., *Proxy use of the Canadian SF-36 in rating health status of the disabled elderly.* J Clin Epidemiol, 1998. **51**(11): p. 983-90.

217. FITZSIMMONS, D., et al., *Development of a disease specific quality of life (QoL) questionnaire module to supplement the EORTC core cancer QoL questionnaire, the QLQ-C30 in patients with pancreatic cancer. EORTC Study Group on Quality of Life.* Eur J Cancer, 1999. **35**(6): p. 939-41.

218. BRUNELLI, C., et al., *Quality-of-life evaluation: when do terminal cancer patients and health-care providers agree?* J Pain Symptom Manage, 1998. **15**(3): p. 151-8.

219. STANCLIFFE, R. J., *Proxy respondents and quality of life.* Evaluating and Program Planning, 2000. **23**: p. 89-93.

220. PACI, E., et al., *Quality of life assessment and outcome of palliative care.* J Pain Symptom Manage, 2001. **21**(3): p. 179-88.

221. ZIMMERMAN, S. I. and J. MAGAZINER, *Methodological issues in measuring the functional status of cognitively impaired nursing home residents: the use of proxies and performance-based measures.* Alzheimer Dis Assoc Disord, 1994. **8 Suppl 1**: p. S281-90.

222. STANCLIFFE, R. J., *Proxy respondents and the reliability of the Quality of Life Questionnaire Empowerment factor.* J Intellect Disabil Res, 1999. **43 (Pt 3)**: p. 185-93.

223. PADILLA, G. V., et al., *Quality of life index for patients with cancer.* Res Nurs Health, 1983. **6**(3): p. 117-26.

224. ROTHMAN, M. L., et al., *The validity of proxy-generated scores as measures of patient health status.* Med Care, 1991. **29**(2): p. 115-24.

225. FAYERS, P. M., et al., *Assessment of quality of life in small-cell lung cancer using a Daily Diary Card developed by the Medical Research Council Lung Cancer Working Party.* Br J Cancer, 1991. **64**(2): p. 299-306.

226. FITZSIMMONS, D., et al., *Differences in perception of quality of life issues between health professionals and patients with pancreatic cancer.* Psychooncology, 1999. **8**(2): p. 135-43.

227. SNEEUW, K. C., et al., *The use of significant others as proxy raters of the quality of life of patients with brain cancer.* Med Care, 1997. **35**(5): p. 490--506.

228. MCCUSKER, J. and A. M. STODDARD, *Use of a surrogate for the Sickness Impact Profile.* Med Care, 1984. **22**(9): p. 789-95.

229. SNEEUW, K. C., et al., *Assessing quality of life after stroke. The value and limitations of proxy ratings.* Stroke, 1997. **28**(8): p. 1541-9.

230. MAGAZINER, J., et al., *Patient-proxy response comparability on measures of patient health and functional status.* J Clin Epidemiol, 1988. **41**(11): p. 1065-74.

231. BECCHI, A., et al., *Quality of life in patients with schizophrenia-comparison of self-report and proxy assessments.* Soc Psychiatry Psychiatr Epidemiol, 2004. **39**(5): p. 397-401.

232. EPSTEIN, A. M., et al., *Using proxies to evaluate quality of life. Can they provide valid information about patients' health status and satisfaction with medical care?* Med Care, 1989. **27**(3 Suppl): p. S91-8.

233.	PICKARD, A. S., et al., *Agreement between patient and proxy assessments of health-related quality of life after stroke using the EQ-5D and Health Utilities Index.* Stroke, 2004. **35**(2): p. 607-12.
234.	SNEEUW, K. C., P. C. ALBERTSEN, and N. K. AARONSON, *Comparison of patient and spouse assessments of health related quality of life in men with metastatic prostate cancer.* J Urol, 2001. **165**(2): p. 478-82.
235.	WILSON, K. A., et al., *Perception of quality of life by patients, partners and treating physicians.* Qual Life Res, 2000. **9**(9): p. 1041-52.
236.	BASSETT, S. S., J. MAGAZINER, and J. R. HEBEL, *Reliability of proxy response on mental health indices for aged, community-dwelling women.* Psychol Aging, 1990. **5**(1): p. 127-32.
237.	SNEEUW, K. C., et al., *Value of caregiver ratings in evaluating the quality of life of patients with cancer.* J Clin Oncol, 1997. **15**(3): p. 1206-17.
238.	BERKSON, G. and D. ROMER, *Social ecology of supervised communal facilities for mentally disabled adults: I. Introduction.* Am J Ment Defic, 1980. **85**(3): p. 219-28.
239.	RAPLEY, M., J. RIDGWAY, and S. BEYER, *Staff:staff and staff:client reliability of the Schalock & Keith (1993) Quality of Life Questionnaire.* J Intellect Disabil Res, 1998. **42** (**Pt 1**): p. 37-42.
240.	BRENNAN, C. and R. STEELE, *Measurement quality of life in surgery.* The Royal College of Surgeons of Edinburgh, 1999. **44**(4): p. 252-259.
241.	FRASQUET, J. L., *introducción al concepto de calidad de vida.* 1993(14): p. 9-17.
242.	KAPLAN, R. M., J. W. BUSH, and C. C. BERRY, *Health status: types of validity and the index of well-being.* Health Serv Res, 1976. **11**(4): p. 478-507.
243.	FRASER, S. C., et al., *Combination or mild single agent chemotherapy for advanced breast cancer? CMF vs epirubicin measuring quality of life.* Br J Cancer, 1993. **67**(2): p. 402-6.
244.	FRASER, S. C., et al., *A daily diary for quality of life measurement in advanced breast cancer trials.* Br J Cancer, 1993. **67**(2): p. 341-6.
245.	CARNE, X., *Medición de calidad de vida.* 1993. **14**.
246.	KORNBLITH, A. B., et al., *Quality of life assessment of Hodgkin's disease survivors: a model for cooperative clinical trials.* Oncology (Huntingt), 1990. **4**(5): p. 93-101; discussion 104.
247.	ZUBROD, C. G., M. SCHNEIDERMAN, and E. FREI, *Appraisal of methods for the study of chemotheraphy of cancer in man: comparative therapeutic trial of nitrogen mustard and triethylene thiophosphoramide.* J Chron Dis, 1960(11): p. 7-33.
248.	AARONSON, N. K., M. BULLINGER, and S. AHMEDZAI, *A modular approach to quality-of-life assessment in cancer clinical trials.* Recent Results Cancer Res, 1988. **111**: p. 231-49.
249.	BJORDAL, K., et al., *Development of a European Organization for Research and Treatment of Cancer (EORTC) questionnaire module to be used in quality of life assessments in head and neck cancer patients. EORTC Quality of Life Study Group.* Acta Oncol, 1994. **33**(8): p. 879-85.

250. BERGNER, M., et al., *The sickness impact profile: validation of a health status measure.* Med Care, 1976. **14**(1): p. 57-67.

251. KARNOFSKY, D. A. and J. H. BUCHENALL, *The Clinical Evaluation of chemotherapeutic agents in cancer.*, in *Evaluation of chemotherapeutic agents in cancer.*, C. M. Macleod, Editor. 1949, Columbia University Press: New York. p. 191-205.

252. DAUT, R. L., C. S. CLEELAND, and R. C. FLANERY, *Development of the Wisconsin Brief Pain Questionnaire to assess pain in cancer and other diseases.* Pain, 1983. **17**(2): p. 197-210.

253. MORROW, G. R., *Methodology in behavioral and psychosocial cancer research. The assessment of nausea and vomiting. Past problems, current issues and suggestions for future research.* Cancer, 1984. **53**(10 Suppl): p. 2267-80.

254. SCOTT, J. and E. C. HUSKISSON, *Graphic representation of pain.* Pain, 1976. **2**(2): p. 175-84.

255. BECK, A. T., et al., *An inventory for measuring depression.* Arch Gen Psychiat, 1961(4): p. 561-571.

256. FOOLSTEIN, M. F., et al., *Cognitive assessment of cancer patients.* Cancer, 1984. **53 (sup.)**: p. 2250-2255.

257. ZUNG, W. W., C. B. RICHARDS, and M. J. SHORT, *Self-rating depression scale in an outpatient clinic. Further validation of the SDS.* Arch Gen Psychiatry, 1965. **13**(6): p. 508-15.

258. ZUNG, W. W., *A rating instrument for anxiety disorders.* Psychosomatics, 1971. **12**(6): p. 371-9.

259. AARONSON, N. K., *Quality of life assessment in clinical trials: methodologic issues.* Control Clin Trials, 1989. **10**(4 Suppl): p. 195S-208S.

260. POCOCK, S. J., *A prespectiv on the role of quality of life assessment in clinical trials.* Contr Clin Trials, 1990(12): p. 2575-2655.

261. MOR, V., *Cancer patients' quality of life over the disease course: lessons from the real world.* J Chronic Dis, 1987. **40**(6): p. 535-44.

262. GUYATT, G. H., et al., *A measure of quality of life for clinical trials in chronic lung disease.* Thorax, 1987. **42**(10): p. 773-8.

263. ALLEN, M. J. and W. M. YEN, *Introduction to measurement theory.* 1979, Monterey, Calif.: Brooks/Cole Pub. Co. x, 310 p.

264. HYLAND, M. E., *Quality-of-life measures as providers of information on value--for-money of health interventions. Comparison and recommendations for practice.* Pharmacoeconomics, 1997. **11**(1): p. 19-31.

265. BALINT, G. and P. GERGELY, Jr., *Clinical immunotoxicity of antirheumatic drugs.* Inflamm Res, 1996. **45 Suppl 2**: p. S91-5.

266. MILLER, W. and F. K. DEL BOCA, *Measurement of drinking beavion using the Form 90 family instrument.* J Studies on alcohol, 1994(S12): p. 112-8.

267. KAMENTSKY, L. A., et al., *Slide-based laser scanning cytometry.* Acta Cytol, 1997. **41**(1): p. 123-43.

268. LA, D. K. and J. A. SWENBERG, *DNA adducts: biological markers of exposure and potential applications to risk assessment.* Mutational Research, 1996. **365**(1-3): p. 129-146.

269. WRIGHT, B. W. and J. MASTERS, *Rating scale analysis.* 1982.

270. RASCH, G., *Probabilistic models for some intelligence and attainment tests.* 1960, Copenhagen: s. n. 184.

271. HUNT, S. M., *The problem of quality of life.* Qual Life Res, 1997. **6**(3): p. 205- -12.

272. PRIESTMAN, T. J. and M. BAUM, *Evaluation of quality of life in patients receiving treatment for advanced breast cancer.* Lancet, 1976. **1**(7965): p. 899-900.

273. WRIGHT, B. D., *Theory contribution from empirical observation.* Rasch Measurement Transaction, !994. **8**: p. 2.

274. HOLLEN, P. J., et al., *Quality of life assessment in individuals with lung cancer: testing the Lung Cancer Symptom Scale (LCSS).* Eur J Cancer, 1993. **29A Suppl 1**: p. S51-8.

275. STUCKI, G., et al., *Interpretation of change scores in ordinal clinical scales and health status measures: the whole may not equal the sum of the parts.* J Clin Epidemiol, 1996. **49**(7): p. 711-7.

276. AARONSON, N. K., *Multidimensional approach to the measurement of quality of life in lung cancer symptom scale (LCSS).* in *The Quality of life of cancer patients.*, N. K. Aaronson, Editor. 1987, Raven Press: New York, NY. p. 63-82.

277. GERSON, E. M., *Quality of life.* American Society Review, 1997. **1**: p. 793-806.

278. BJORNER, J. B. and J. E. WARE, *Using modern pschometric methods to measure health outcomes.* Medical Outcomes Trust Monitor, 1988. **13**(2): p. 12-15.

279. BOOKSTEIN, A., *Informetic distributions III. Ambiguity and randomness.* Jornal of the American Society for Information Science, 1997. **48**: p. 2-10.

280. GELBER, R. D., B. F. COLE, and A. GOLDHIRSCH, *How to compare quality of life of breast cancer patients in clinical trials. Recent results in Cancer Research.* Vol. 127. 1993, Berlin: Heiderberg: Spring-Verlag.

281. RASCH, G., *Probabilistic models for some intelligence and attainment tests.* Expanded ed. 1980, Chicago: University of Chicago Press. xxiii, 199.

282. PIMENTEL, F. L., et al., *"Quantum Measurement Technique" – a powerful tool on measuring Quality of Life.* Quality of Life News Letter, 1998(19): p. 5-6.

283. GARCIA, C., et al., *Maesuring sensorial quality of Iberian ham by Rasch Model.* Journal of Food Quality, 1996. **19**: p. 397-412.

284. WRIGHT, B. W., *Comparing Rasch measurement and factor analysis.* Structural Equation Modeling, 1996. **3**(1): p. 3-24.

285. ANDRICH, D., *Rasch models for measurement.* Sage university papers series. Quantitative applications in the social sciences; no. 07-068. 1988, Newbury Park: Sage Publications. 95.

286. WRIGHT, B. D., *Solving measurement problems with the Rasch model.* J Educat Meas, 1997. **14**(2): p. 87-116.

287. FISHER, W. P., R. F. HARVEY, and K. M. KILGORE, *New developments in functional assessement: Probabilistic models for gold standards.* NeuroRehabilitation, 1995. **5**(1): p. 3-25.

288. VAN DER LINDEN, W. J., *Item Response Theory: brief story,* in *Handbook of Modern Item Theory,* W. J. Van der Linden and R. K. Hambleton, Editors. 1997, Springer: New York.

289. RACZEK, A. E., et al., *Comparison of Rasch and summated rating scales constructed from SF-36 physical functioning items in seven countries: results from the IQOLA Project. International Quality of Life Assessment.* J Clin Epidemiol, 1998. **51**(11): p. 1203-14.

290. BADIA, X., et al., *Development of a short osteoporosis quality of life questionnaire by equating items from two existing instruments.* J Clin Epidemiol, 2002. **55**(1): p. 32-40.

291. PRIETO, L., et al., *Are results of the SF-36 health survey and the Nottingham Health Profile similar? A comparison in COPD patients. Quality of Life in COPD Study Group.* J Clin Epidemiol, 1997. **50**(4): p. 463-73.

292. WRIGHT, B. D., *The requirements of measurement.* 1989, Chicago: MESA Psychometric Laboratory, University of Chicago.

293. BOND, T. G. and C. M. FOX, *Applying The Rasch Model: Fundamental measurement in human sciences.* 2001, Mahwah: Lawrence Erlbaum Associates. I-XXIV; 1-255.

294. WRIGHT, B. W. and M. N. STONE, *Best test designe.* 1979.

295. WRIGHT, B. D. and J. M. LINACRE, *A users guide to the BIGSTEPS Rasch Model Computer Program, version 2. 1.* 1991.

296. FERREIRA, L. P. and F. B. MARQUES, *Avaliação Psicométrica e Adaptação Cultural e Linguística de Instrumentos de Medição de Saúde: princípios metodológicos gerais.* 1998, CEIS, Faculdade de Económia, Universidade Coimbra: Coimbra. p. 1-24.

297. LÓPEZ, A. T., *Análises de Rasch Para Todos. Una guia simplificada para evaluadores educativos.* 1 ed. 1999, México: Cenaval. 150.

298. SMITH, R. M., *Common oversights in Rasch Studies.* 2000: Chicago.

299. DOUGLAS, G., *Issues in the Fit of Data to Psychometric Models.* Educat Res Persp, 1982. **9**(1): p. 32-43.

300. LEPLEGE, A. and E. ECOSSE, *Methodological issues in using the Rasch model to select cross culturally equivalent items in order to develop a Quality of Life index: the analysis of four WHOQOL-100 data sets (Argentina, France, Hong Kong, United Kingdom).* J Appl Meas, 2000. **1**(4): p. 372-92.

301. HAMON, A. and M. MESBAH, *[Internal statistical validation of a quality of life questionnaire].* Rev Epidemiol Sante Publique, 1999. **47**(6): p. 571-83.

302. ALVAREZ, P. and A. PULGARÍN, *The Rasch model. Measuring information from keywords: the diabetic field.* J Am Soc Inform Scien, 1996. **47**(6): p. 468-476.

303. ALVAREZ, P. and A. PULGARÍN, *The Rasch model. Measuring the impact of scientific journals: Analytic Chemistry.* J Am Soc Inform Scien, 1996. **47**(6): p. 458-467.

304. Massof, R. W., *The measurement of vision disability.* Optom Vis Sci, 2002. **79**(8): p. 516-52.

305. Velozo, C. A., et al., *Maintaining instrument quality while reducing items: application of Rasch analysis to a self-report of visual function.* J Outcome Meas, 2000. **4**(3): p. 667-80.

306. Turano, K. A., et al., *Perceived visual ability for independent mobility in persons with retinitis pigmentosa.* Invest Ophthalmol Vis Sci, 1999. **40**(5): p. 865-77.

307. Massof, R. W., *A systems model for low vision rehabilitation. II. Measurement of vision disabilities.* Optom Vis Sci, 1998. **75**(5): p. 349-73.

308. Engberg, A., B. Garde, and S. Kreiner, *Rasch analysis in the development of a rating scale for assessment of mobility after stroke.* Acta Neurol Scand, 1995. **91**(2): p. 118-27.

309. Tsuji, T., et al., *ADL structure for stroke patients in Japan based on the functional independence measure.* Am J Phys Med Rehabil, 1995. **74**(6): p. 432-8.

310. Cella, D. F., et al., *Validation of the functional assessment of multiple sclerosis quality of life instrument.* Neurology, 1996. **47**(1): p. 129-39.

311. Luquet, C., et al., *[Unidimensionality of a functional measure for patient with an injured upper limb].* Rev Epidemiol Sante Publique, 1996. **44**(3): p. 248-61.

312. Steenhuis, I. H., et al., *The validation of a test to measure knowledge about the fat content of food products.* Nutr Health, 1996. **10**(4): p. 331-9.

313. Tennant, A., et al., *Are we making the most of the Stanford Health Assessment Questionnaire?* Br J Rheumatol, 1996. **35**(6): p. 574-8.

314. Zhu, W. and E. L. Cole, *Many-faceted Rasch calibration of a gross motor instrument.* Res Q Exerc Sport, 1996. **67**(1): p. 24-34.

315. Ware, J. E., Jr., et al., *Comparison of methods for the scoring and statistical analysis of SF-36 health profile and summary measures: summary of results from the Medical Outcomes Study.* Med Care, 1995. **33**(4 Suppl): p. AS264-79.

316. Ware, J. E., Jr., et al., *Evaluating translations of health status questionnaires. Methods from the IQOLA project. International Quality of Life Assessment.* Int J Technol Assess Health Care, 1995. **11**(3): p. 525-51.

317. Langenhoff, B. S., et al., *Quality of life as an outcome measure in surgical oncology.* Br J Surg, 2001. **88**(5): p. 643-52.

318. Oken, M. M., et al., *Toxicity and response criteria of the Eastern Cooperative Oncology Group.* Am J Clin Oncol, 1982. **5**(6): p. 649-55.

319. Spitzer, W. O., et al., *Measuring the quality of life of cancer patients: a concise QL-index for use by physicians.* J Chronic Dis, 1981. **34**(12): p. 585-97.

320. Sprangers, M. A., et al., *The European Organization for Research and Treatment of Cancer. Approach to quality of life assessment: guidelines for developing questionnaire modules. EORTC Study Group on Quality of Life.* Qual Life Res, 1993. **2**(4): p. 287-95.

321. KOWALSKI, L. P., *Treatment planning total rehabilitation and quality of life of the head and neck cancer patients.* Ciência e Cultura, 1994. **46**: p. 101-107.

322. MORRIS, J. N. and S. SHERWOOD, *Quality of life of cancer patients at different stages in the disease trajectory.* J Chronic Dis, 1987. **40**(6): p. 545-56.

323. BINDAL, R. K., et al., *Reoperation for recurrent metastatic brain tumors.* J Neurosurg, 1995. **83**(4): p. 600-4.

324. Bergner, M., et al., *The Sickness Impact Profile: development and final revision of a health status measure.* Med Care, 1981. **19**(8): p. 787-805.

325. MEASUREMENT, E. G. f. Q. o. L. A. a. H., *European guide to the Notthingham Health Profile.* 1993, Surrey: Brookwood Medical Publications.

326. HUNT, S. M., et al., *The Nottingham Health Profile: subjective health status and medical consultations.* Soc Sci Med [A], 1981. **15**(3 Pt 1): p. 221-9.

327. WARE, J. E., Jr. and C. D. SHERBOURNE, *The MOS 36-item short-form health survey (SF-36). I. Conceptual framework and item selection.* Med Care, 1992. **30**(6): p. 473-83.

328. WARE, J. E., et al., *SF-36 Health Survey Manual and Interpretation Guide.* 1993, Boston: New England Medical Center.

329. LITWIN, M. S., et al., *Quality-of-life outcomes in men treated for localized prostate cancer.* Jama, 1995. **273**(2): p. 129-35.

330. NELSON, E., et al., *Assessment of function in routine clinical practice: description of the COOP Chart method and preliminary findings.* J Chronic Dis, 1987. **40 Suppl 1**: p. 55S-69S.

331. LANDGRAF, J. M. and E. C. NELSON, *Summary of the WONCA/COOP International Health Assessment Field Trial. The Dartmouth COOP Primary Care Network.* Aust Fam Physician, 1992. **21**(3): p. 255-7, 260-2, 266-9.

332. *EuroQol – a new facility for the measurement of health-related quality of life. The EuroQol Group.* Health Policy, 1990. **16**(3): p. 199-208.

333. BROOKS, R., *EuroQol: the current state of play.* Health Policy, 1996. **37**(1): p. 53-72.

334. OSOBA, D., *Self-rating symptom checklists: a simple method for recording and evaluating symptom control in oncology.* Cancer Treat Rev, 1993. **19 Suppl A**: p. 43-51.

335. OSOBA, D., *The evolving role of health-related quality-of-life assessement in oncology. A brief review of selected multidimensional questionnaires.* Oncol Advisor, 1994. **2**(2): p. 3-4.

336. CONROY, T., F. GUILLEMIN, and M. C. KAMINSKY, *[Measure of quality of life in patients with metastatic colorectal cancer: techniques and main results].* Rev Med Interne, 2002. **23**(8): p. 703-16.

337. SADURA A, et al., *Quality-of-life assessment: patient compliance with questionnaire completion [see comments].* J Nat Cancer Institute, 1992. **84**(13): p. 1023-6.

338. LEVINE, M. N., et al., *Quality of life in stage II breast cancer: an instrument for clinical trials.* J Clin Oncol, 1988. **6**(12): p. 1798-810.

339. SCHAG, C. A., P. A. GANZ, and R. L. HEINRICH, *CAncer Rehabilitation Evaluation System—short form (CARES-SF). A cancer specific rehabilitation and quality of life instrument.* Cancer, 1991. **68**(6): p. 1406-13.

340. SCHAG Ca and HEINRICH Rl, *Development of a comprehensive quality of life measurement tool: CARES. [Review] [27 refs].* Oncology, 1990. **4**(5): p. 135-8.

341. GANZ, P. A., et al., *The CARES: a generic measure of health-related quality of life for patients with cancer.* Qual Life Res, 1992. **1**(1): p. 19-29.

342. *EORTC-C30.* Qual Life Res, 1994. **3**(6): p. 413-24.

343. FAYERS, P. M., et al., *EORTC-C30 scoring manual.* 2 ed, ed. E. S. G. o. Q. o. Life. 1999, Brussels.

344. BJORDAL, K. and S. KAASA, *Psychometric validation of the EORTC Core Quality of Life Questionnaire, 30-item version and a diagnosis-specific module for head and neck cancer patients.* Acta Oncol, 1992. **31**(3): p. 311-21.

345. NIEZGODA He and PATER Jl, *A validation study of the domains of the core EORTC quality of life questionnaire.* Qual Life Res, 1993. **2**(5): p. 319-25.

346. OSOBA, D., et al., *Psychometric properties and responsiveness of the EORTC quality of Life Questionnaire (QLQ-C30) in patients with breast, ovarian and lung cancer.* Qual Life Res, 1994. **3**(5): p. 353-64.

347. CELLA, D. F., et al., *The Functional Assessment of Cancer Therapy scale: development and validation of the general measure.* J Clin Oncol, 1993. **11**(3): p. 570-9.

348. GANZ, P. A., et al., *Estimating the quality of life in a clinical trial of patients with metastatic lung cancer using the Karnofsky performance status and the Functional Living Index-Cancer.* Cancer, 1988. **61**(4): p. 849-56.

349. SCHIPPER, H., et al., *Measuring the quality of life of cancer patients: the Functional Living Index-Cancer: development and validation.* J Clin Oncol, 1984. **2**(5): p. 472-83.

350. MORROW Gr, LINDKE J, and BLACK P, *Measurement of quality of life in patients: psychometric analyses of the Functional Living Index-Cancer (FLIC).* Qual Life Res, 1992. **1**(5): p. 287-96.

351. BLISS, J. M., et al., *A method for assessing the quality of life of cancer patients: replication of the factor structure.* Br J Cancer, 1992. **65**(6): p. 961-6.

352. SELBY, P. J., et al., *The development of a method for assessing the quality of life of cancer patients.* Br J Cancer, 1984. **50**(1): p. 13-22.

353. BELL, D. R., I. F. TANNOCK, and N. F. BOYD, *Quality of life measurement in breast cancer patients.* Br J Cancer, 1985. **51**(4): p. 577-80.

354. BOYD, N. F., et al., *Measurement of the clinical status of patients with breast cancer: evidence for the validity of self assessment with linear analogue scales.* J Clin Epidemiol, 1988. **41**(3): p. 243-50.

355. STEWART, A. L., R. D. HAYS, and J. E. WARE, Jr., *The MOS short-form general health survey. Reliability and validity in a patient population.* Med Care, 1988. **26**(7): p. 724-35.

356. McHorney Ca, Haley Sm, and Ware Je, Jr., *Evaluation of the MOS SF-36 Physical Functioning Scale (PF-10): II. Comparison of relative precision using Likert and Rasch scoring methods.* J Clin Epidemiol, 1997. **50**(4): p. 451-61.

357. Padilla, G. V., M. H. Mishel, and M. M. Grant, *Uncertainty, appraisal and quality of life.* Qual Life Res, 1992. **1**(3): p. 155-65.

358. Presant, C. A., C. Klahr, and L. Hogan, *Evaluating quality-of-life in oncology patients: pilot observations.* Oncol Nurs Forum, 1981. **8**(3): p. 26-30.

359. de Haes, J. C. and K. Welvaart, *Quality of life after breast cancer surgery.* J Surg Oncol, 1985. **28**(2): p. 123-5.

360. Fayers, P. and A. Bottomley, *Quality of life research within the EORTC-the EORTC QLQ-C30. European Organisation for Research and Treatment of Cancer.* Eur J Cancer, 2002. **38 Suppl 4**: p. S125-33.

361. Anderson, R. T., N. K. Aaronson, and D. Wilkin, *Critical review of the international assessement of health-related quality of life: generic instruments.,* in *The international assessment of health-related quality of life: theory, translation, measurement and analysis,* S. A. Shumaker and R. A. Berzon, Editors. 1995, Rapid Communications: Oxford; New York. p. 11-37.

362. Ringdal, G. I. and K. Ringdal, *Testing the EORTC Quality of Life Questionnaire on cancer patients with heterogeneous diagnoses.* Qual Life Res, 1993. **2**(2): p. 129-40.

363. Fayers, P. M., et al., *The EORTC QLQ-C30 Scoring Manual.* (3rd ed.) ed. 2001, Bruxelas: European Organization for Research and Treatment of Cancer.

364. Sprangers, M. A., et al., *The European Organization for Research and Treatment of Cancer breast cancer-specific quality-of-life questionnaire module: first results from a three-country field study.* J Clin Oncol, 1996. **14**(10): p. 2756-68.

365. Bjordal, K., et al., *Quality of life in head and neck cancer patients: validation of the European Organization for Research and Treatment of Cancer Quality of Life Questionnaire-H&N35.* J Clin Oncol, 1999. **17**(3): p. 1008-19.

366. Bjordal, K., et al., *A 12 country field study of the EORTC QLQ-C30 (version 3. 0) and the head and neck cancer specific module (EORTC QLQ-H&N35) in head and neck patients. EORTC Quality of Life Group.* Eur J Cancer, 2000. **36**(14): p. 1796-807.

367. Bergman, B., et al., *The EORTC QLQ-LC13: a modular supplement to the EORTC Core Quality of Life Questionnaire (QLQ-C30) for use in lung cancer clinical trials. EORTC Study Group on Quality of Life.* Eur J Cancer, 1994. **30A**(5): p. 635-42.

368. Blazeby, J. M., et al., *Development of an EORTC questionnaire module to be used in quality of life assessment for patients with oesophageal cancer. The EORTC Quality of Life Study Group.* Eur J Cancer, 1996. **32A**(11): p. 1912-7.

369. Cull, A., et al., *Development of a European Organization for Research and Treatment of Cancer questionnaire module to assess the quality of life of*

ovarian cancer patients in clinical trials: a progress report. Eur J Cancer, 2001. **37**(1): p. 47-53.

370. OSOBA, D., et al., *The development and psychometric validation of a brain cancer quality-of-life questionnaire for use in combination with general cancer-specific questionnaires.* Qual Life Res, 1996. **5**(1): p. 139-50.

371. SPRANGERS, M. A., A. TE VELDE, and N. K. AARONSON, *The construction and testing of the EORTC colorectal cancer-specific quality of life questionnaire module (QLQ-CR38). European Organization for Research and Treatment of Cancer Study Group on Quality of Life.* Eur J Cancer, 1999. **35**(2): p. 238-47.

372. VICKERY, C. W., et al., *Development of an EORTC disease-specific quality of life module for use in patients with gastric cancer.* Eur J Cancer, 2001. **37**(8): p. 966-71.

373. STEAD, M. L., et al., *Development of an EORTC questionnaire module to be used in health-related quality-of-life assessment for patients with multiple myeloma. European Organization for Research and Treatment of Cancer Study Group on Quality of Life.* Br J Haematol, 1999. **104**(3): p. 605-11.

374. BOTTOMLEY, A., et al., *The development and utilisation of the European Organisation for research and treatment of cancer quality of life group item bank.* Eur J Cancer, 2002. **38**(12): p. 1611-4.

375. CELLA, D., *Assessement methods for quality of life in cancer patients: the FACIT measurement system.* Int J Pharma Med, 2000. **14**(2): p. 78-81.

376. FALLOWFIELD, L. J., et al., *Assessment of quality of life in women undergoing hormonal therapy for breast cancer: validation of an endocrine symptom subscale for the FACT-B.* Breast Cancer Res Treat, 1999. **55**(2): p. 189-99.

377. AARONSON, N. K., et al., *The European Organization for Research and Treatment of Cancer (EORTC) modular approach to quality of life assessment in oncology.* International Journal of Mental Health, 1994. **23**(2): p. 75-96.

378. DE HAES, J. C. and A. M. STIGGELBOUT, *Assessment of values, utilities and preferences in cancer patients.* Cancer Treat Rev, 1996. **22 Suppl A**: p. 13-26.

379. MOOREY, S., et al., *The factor structure and factor stability of the hospital anxiety and depression scale in patients with cancer.* Br J Psychiatry, 1991. **158**: p. 255-9.

380. HOPWOOD, P., A. HOWELL, and P. MAGUIRE, *Screening for psychiatric morbidity in patients with advanced breast cancer: validation of two self-report questionnaires.* Br J Cancer, 1991. **64**(2): p. 353-6.

381. ZIGMOND, A. S. and R. P. SNAITH, *The hospital anxiety and depression scale.* Acta Psychiatr Scand, 1983. **67**(6): p. 361-70.

382. GOLDBERG, D. P. and V. F. HILLIER, *A scaled version of the General Health Questionnaire.* Psychol Med, 1979. **9**(1): p. 139-45.

383. JAEN, J., et al., *Modelo de Rasch. Un método útil para medir la calidad de vida de los pacientes con cáncer.* Oncología, 1994(17): p. 377-386.

384. LINACRE, J. M., *Understanding Rasch measurement: estimation methods for Rasch measures.* J Outcome Meas, 1999. **3**(4): p. 382-405.

385. LINACRE, J. M., *Optimizing Rating Scale Category Effectiviness*. J Apll Meas, 2002. **3**(1): p. 85-106.

386. ALVAREZ, P., et al., *Quality of life as a latent variable measured by Rasch model in cancer patients*. Journal d'Economie Medicale, 1996. **14**(hors série): p. 52.

387. PIMENTEL, F. L., et al., *Análise e Validação de um Questionário de Qualidade de Vida do Doente Oncológico, pelo método de Rasch (resultados prelimina-res)*. GW Divulgação Hospitalar, 1998. **1**(2): p. 11-27.

388. PIMENTEL, F. L., et al., *Influence of Patient Clinical Characteristics in Quality of Life measured by the Rasch model in cancer patients. A Portuguese experience*. Qual Life Res, 1998. **7**: p. 649.

389. HERDMAN, M., J. FOX-RUSHBY, and X. BADIA, *'Equivalence' and the translation and adaptation of health-related quality of life questionnaires*. Qual Life Res, 1997. **6**(3): p. 237-47.

390. PATRICK, D. L., et al., *Cross-Cultural validation of quality of life measures.*, in *Quality of life assessment: international perspectives: proceedings of the joint-meeting organized by the World Health Organization and the Foundation IPSEN in Paris, July 2-3, 1993.* 1994, Springer-Verlag: Berlin; New York. p. 19-32.

391. PIMENTEL, F. L., et al., *The usefulness of the Rasch Model in the translation of the QoL questionnaires*. Qual Life Res, 1999. **8**(7): p. 566.

392. SMITH, K. W., N. E. AVIS, and S. F. ASSMANN, *Distinguishing between quality of life and health status in quality of life research: a meta-analysis*. Qual Life Res, 1999. **8**(5): p. 447-59.

393. BOTTOMLEY, A., *The cancer patient and quality of life*. Oncologist, 2002. **7**(2): p. 120-5.

ÍNDICE

1. INTRODUÇÃO 9

2. QUALIDADE DE VIDA 15

    2.1. História 15
    2.2. Definição de Qualidade de Vida 20

        2.2.1. Definição de QdVRS 25
        2.2.2. QALY (Quality adjusted life years) 29

    2.3. Interesse de medir a Qualidade de Vida 30

        2.3.1. Interesse de medir QdVRS nos ensaios clínicos 33
        2.3.2. Integração da Qualidade de Vida na Prática Clínica 44

3. METODOLOGIA DA AVALIAÇÃO DA QDV 53

    3.1. Quem Deve Avaliar a Qualidade de Vida 53
    3.2. Avaliação da QdV do doente através do profissional de saúde 55
    3.3. Avaliação da QdV do doente através do cuidador informal 58
    3.4. Como Avaliar a Qualidade de Vida 62

4. MEDIÇÃO 69

    4.1. Medição em Medicina 69
    4.2. Princípios gerais sobre medição e variáveis latentes 71
    4.3. Medição e Qualidade de Vida 75

        4.3.1. Níveis de evidência da medida de QdVRS 78

5. MODELO DE RASCH 79

    5.1. Teoria 79
    5.2. Construção de uma variável latente. Qualidade de Vida 81
    5.3. Probabilidade de Rasch 84

        5.3.1. Modelo de Rasch e escalas dicotómicas 84
        5.3.2. Modelo de Rasch aplicado a escalas tipo Lykert 86

    5.4. Índices de validade 88
    5.5. Índices de Fiabilidade 93

Qualidade de Vida e Oncologia

6. COMO MEDIR A QDVRS 97

  6.1. Questionários 97

  6.2. Instrumentos genéricos 102

    6.2.1. Sickness Impact Profile (SIP) 103

    6.2.2. "Nottingham Health Profile (NHP) 103

    6.2.3. "Medical Outcomes Study 36-Item Short Form" (SF-36) 104

    6.2.4. Dartmouth Primary Care Cooperative Information Project (COOP) e COOP/WONCA 105

    6.2.5. EuroQol (EQ-5D) 106

  6.3. Questionários específicos de Oncologia 108

    6.3.1. "European Organization for Research and Treatment of Cancer (EORTC) QLQ-C30" 109

    6.3.2. "Functional Assessment of Cancer Theraphy. General" (FACT-G) 112

    6.3.3. Functional Living Index Scale (FLIC) 113

    6.3.4. Quality of Live Index (QL-Index) ou Índice de Spitzer 114

    6.3.5. "Rotterdam Symptom Checklist" (RSCL) 114

    6.3.6. Instrumentos de diagnóstico psiquiátrico.................... 115

7. EXEMPLO DE USO DO MODELO DE RASCH NA CONSTRUÇÃO DE UM QUESTIONÁRIO DE QDV 117

  7.1. Material e Métodos 117

    7.1.1. População 117

    7.1.2. Métodos 118

  7.2. Resultados 123

    7.2.1. CdV-47 123

    7.2.2. CdV-40 142

    7.2.3. CdV-32 143

    7.2.4. CdV-32. Realização em dois tempos diferentes 145

  7.3. Síntese do desenvolvimento do CdV 32 153

8. ANEXOS 163

9. BIBLIOGRAFIA 181